A filosofia do jeito

Dados Internacionais de Catalogação na Publicação (CIP)
(Câmara Brasileira do Livro, SP, Brasil)

Borges, Fernanda Carlos
  A filosofia do jeito : um modo brasileiro de pensar com o corpo /
Fernanda Carlos Borges – São Paulo : Summus, 2006.

  Bibliografia.
  ISBN 85-323-0231-9

  1. Cognição 2. Corpo humano 3. Cultura – Brasil 4. Filosofia –
Brasil I. Título.

06-2493   CDD-128.2

           Índice para catálogo sistemático:
           1. Jeitinho brasileiro : Relação entre
           o corpo e a consciência : Filosofia da vida humana   128.2

Compre em lugar de fotocopiar.
Cada real que você dá por um livro recompensa seus autores
e os convida a produzir mais sobre o tema;
incentiva seus editores a encomendar, traduzir e publicar
outras obras sobre o assunto;
e paga aos livreiros por estocar e levar até você livros
para a sua informação e o seu entretenimento.
Cada real que você dá pela fotocópia não autorizada de um livro
financia o crime
e ajuda a matar a produção intelectual de seu país.

A filosofia do jeito

UM MODO BRASILEIRO
DE PENSAR COM O CORPO

Fernanda Carlos Borges

A FILOSOFIA DO JEITO
Um modo brasileiro de pensar com o corpo
Copyright © 2006 by Fernanda Carlos Borges
Direitos desta edição reservados por Summus Editorial

Editora executiva: **Soraia Bini Cury**
Assistente de produção: **Claudia Agnelli**
Capa: **Alberto Mateus**
Coordenação editorial: **Miró Editorial**
Preparação: **Rita Narciso**
Revisão: **Silvia Sampaio, Maria Aiko Nishijima, Cid Camargo**
Projeto gráfico e diagramação: **Crayon Editorial**
Fotolitos: **Casa de Tipos**

Summus Editorial
Departamento editorial:
Rua Itapicuru, 613 – 7º andar
05006-000 – São Paulo – SP
Fone: (11) 3872-3322
Fax: (11) 3872-7476
http://www.summus.com.br
e-mail: summus@summus.com.br

Atendimento ao consumidor:
Summus Editorial
Fone: (11) 3865-9890

Vendas por atacado:
Fone: (11) 3873-8638
Fax: (11) 3873-7085
e-mail: vendas@summus.com.br

Impresso no Brasil

Para Tales e Luíza, que exigem de mim o melhor jeito.

Para Roberto, com quem acredito que o amor tem jeito.

Para todos cujo jeito seja tocado por este livro.

AGRADEÇO

A Solange, Ramiro e Brandy (*in memorian*) Borges, porque me desafiaram a dar um jeito.

A Freyberguer, Lorenzetto e Helena Katz, pelo jeito acolhedor como receberam estas idéias.

A José A. Gaiarsa, que deu jeito.

Sumário

Prefácio 11

Apresentação 15

O jeito do corpo 21

O jeitinho brasileiro 57

A filosofia do jeito brasileiro 99

Referências bibliográficas 187

Prefácio

A REVOLUÇÃO COMEÇA com o título no qual figura um termo inusitado no dicionário cultural oficialmente aceito pela comunidade do saber: "Jeito".
Um livro... sem modos!
E o que é pior: apaixonado e apaixonante desde a primeira linha.
A seqüência? Uma "dança de rua". Vindo do Harlem, esse tipo de dança dos destituídos espalhou-se por todos os becos e vielas das favelas do mundo. Agitada, contorcionista, acrobática, feita de movimentos difíceis, sem nada que se assemelhe a qualquer código de qualquer dança prévia.
A dança dos marginalizados – dos que não têm classe, não têm compostura (!), não têm jeito... Mas que talvez tenham vida!
Improvisação contínua explorando todas as mil e uma possibilidades de movimento de nosso corpo – o mais versátil dos corpos animais.
O livro de Fernanda é um ensaio crítico efetivo e afetivo contra todo o instituído, o passado, o clássico, o sufocante! Uma tentativa ansiosa de liberdade.
Relações oportunas, opressivamente convincentes, envolvendo cada afirmação em um contexto cultural multidimensional no tempo e no espaço.

Uma dança de rua intelectual! Do passado grego ao contemporâneo, Fernanda vai somando argumentos a favor da esperança do novo, da fé no inesperado e no surpreendente, ao mesmo tempo em que vai contestando o estabelecido, o tradicional – a estatística.
O Velho e o Novo Mundo face a face.
Passado e presente face a face!
O anônimo formal – coletivo – tentando a dança impossível (o conflito inevitável) com a improvisação oportuna, com a arte de "dar um jeito".
Como inventar um passo inovador, novo modo de avançar-criar um novo futuro?
No centro da dança e certamente como inspiração profunda, minha paixão: nossa motricidade, os dois terços ignorados de nosso cérebro, onde todos os movimentos são gerados e organizados, organizando assim todas as nossas relações com as coisas e, ao mesmo tempo (uma coisa só), a compreensão dinâmica do que acontece.
Do que acontece e não apenas do que é. A Metafísica da Existência e não o Museu do Ser.
Difícil esse discurso. Ele se opõe a tudo que já foi dito sobre o corpo-escravo, o corpo-pecado, a carne (os músculos!), a libido (!), a tentação (o desejo!) – Satanás!
Como pode essa coisa material e perecível estar no centro da Inteligência? Como pode o Verbo nascer da Carne? Como pode a Verdade nascer dos músculos?
Nada mais clássico – e mais confuso – do que a divisão entre corpo e alma. Basta lembrar que todo gesto é expressivo, que qualquer movimento do corpo "diz" algo sobre "o íntimo" ou a realidade – ou sobre ambos; ou ainda sobre a relação entre ambos...
Mas isso nem a Fernanda disse: a palavra usurpou a inteligência, que, em vez de ser dançante, se fez discursante. O

movimento – sempre diferente – foi se fazendo palavras – sempre as mesmas...
A palavra cristalizou a realidade – e tende a nos mumificar! Como dançar em meio ao discurso solene? Como alimentar a esperança do novo com a esclerose do velho?
Fernanda debate-se incansável e interminavelmente entre sua formação de filósofa – essencialmente verbalista – e sua tentativa de começar a viver – a dançar.
Entre deixar o Velho Mundo e chegar ao Novo Mundo – geográfica, ideológica e pessoalmente.
De achar o jeito de começar a viver.
Seu livro é, a cada página, um retrato vivo desse conflito, dessa busca e desse desejo – e desse desespero.
No meio do caminho, Fernanda encontra um avatar e uma solução: Oswald de Andrade e a antropofagia.
Solução ao mesmo tempo arcaica, divina e moderna.
Arcaica tanto quanto o Sacramento da Comunhão, do qual se diz: É um dogma! e que consiste em ingerir Cristo real e substancialmente – corpo e divindade!
Solução arcaica, ainda, conforme o próprio Oswald antropólogo que a encontrou – ritualística – entre nossos índios. Tida pelos bárbaros que nos conquistaram como repugnante e repulsiva. Eles não compreenderam quanto ela era um ritual de identificação com o agressor, boa defesa contra a inveja e manifestação de respeito e admiração por ele. Enfim, o desejo de se apropriar de suas virtudes. Qual homenagem maior? Nada, absolutamente nada mais democrático do que a antropofagia.
Mas os europeus só viam a carne – a proteína...
Enfim, Freud e a identificação. Como europeu civilizado, ele tampouco viu o corpo (a psicanálise não tem corpo) e limitou-se a descrever um processo neurótico ocorrendo no inconsciente, isto é, lá longe...

No final, arrastada pela paixão patriótica e visionária de Gilberto Felisberto de Vasconcellos, Fernanda abandona a rede emaranhada dos argumentos sem fim e, ao se identificar, expande-se – quase se confunde – no fogo verde da floresta Amazônica, nas águas sem fim do rio-mar e na luz ofuscante do sol tropical – a santíssima trindade geradora da dança delirante da vida e da energia viva do planeta. Amém.

José Angelo Gaiarsa

Apresentação

QUANDO CURSAVA A faculdade de filosofia, antes ainda dos meus 20 anos, freqüentemente eu saía das aulas numa situação clássica: um pouco tonta, meio atordoada, incapaz muitas vezes de saber onde era a direita ou a esquerda, a direção do elevador ou do ponto de ônibus.

O curso que fiz, como praticamente todos os cursos de filosofia, era trabalhado com palavras: palavras lidas, narradas ou relacionadas. Algumas vezes, poucas vezes, participadas. Muitas vezes empilhadas. Algumas até veneradas. Outras destruídas. E eu saía de muitas aulas sem rumo.

Aconteceu que, no último ano do curso, engravidei. O nascimento do meu filho foi revelador. Nos meus braços, um É pleno, sem dúvidas, evidente por si mesmo, clara e distintamente: meu neném É.

E foi assim que descobri o corpo!

Essa descoberta foi seguida da leitura do psicanalista Wilhelm Reich e suas incursões filosóficas sobre a natureza da verdade e da ética nos processos auto-reguladores do corpo. Nessa trilha, cheguei ao livro *A estátua e a bailarina*, no qual José Angelo Gaiarsa desenvolve algumas idéias de Reich, especificando, esmiuçando e ampliando a participação da biomecânica humana nos fenômenos da consciência. Ele não só é precursor das idéias de Reich no

Brasil, como de idéias que vemos hoje desenvolvidas por filósofos como Lakoff & Johnson em *Philosophy in the flesh*, por exemplo.

Acabei por desenvolver, na monografia de conclusão do curso de filosofia, uma relação entre o filósofo pré-socrático Heráclito e o taoísmo clássico, por meio dos estudos de Gaiarsa sobre a biomecânica humana. Um trabalho muito incomum naquele curso. Não se falava em ciência cognitiva, em cérebro, em sistema sensório-motor, apesar das sombras de Nietzsche e de Merleau-Ponty. As neurociências ainda não estavam tão na moda entre nós como hoje.

E fui parar num mestrado em ciências da motricidade, ligado à biologia e à educação física. Nesse ambiente, para minha surpresa, pude ver mais "profissionais do corpo" interessados no espírito do que até então tinha visto "profissionais do espírito" interessados no corpo.

Ali, desenvolvi uma aproximação entre a biomecânica humana e Sartre, por meio das descrições do romance *A náusea*; aprofundei algumas relações com o taoísmo e, especialmente, fiz uma aproximação da biomecânica com o processo filosófico, naquilo que diz respeito às concepções de "espanto filosófico" e "sono dogmático". Foi também a minha primeira aproximação com filósofos e pesquisadores ligados às ciências cognitivas, especialmente Ryle, Henry Atlan e Edgar Morin.

No território da filosofia, diz-se que o filosofar começa a partir de um "espanto" que muda a nossa consciência habitual e nos faz indagar a respeito da existência e de nós mesmos, incluindo aí os valores, a natureza, a justiça, a beleza, Deus e tudo mais. É possível aceitar que o espanto filosófico corresponda à desestabilização de padrões do equilíbrio biomecânico do corpo humano, que também são padrões de percepção e de ação sistematizados na forma do corpo. O espanto filosófico é uma espécie de "sacudida" no corpo. Sendo assim, um novo sentido biomecânico é o substrato físico da urgência conceitual ou filosófica, sob a ameaça de desorientação do corpo e queda. Esta é a condição filosófica de todo homem, relativamente independente da filosofia oficial e seus objetos consagrados.

Para aceitar essa relação, é preciso entender que os conceitos estão comprometidos com o nosso sistema sensório-motor. A natureza filosófica desse sistema apóia-se no fato de que a forma humana é mutável ao infinito, considerando tanto o cérebro quanto o sistema muscular, assim como sua condição radicalmente participativa, desde a relação com a gravidade até as necessidades respiratórias e fluxos afetivos, por exemplo. São infinitas as relações que se podem estabelecer com as forças da existência. É essa forma plástica e participativa que sustenta nossas atitudes filosóficas e nossas posições existenciais, e é nela também que elas se transformam.

E assim chegamos à tese que gerou este livro. Esse percurso interdisciplinar acabou me levando a um doutorado em comunicação e semiótica, em que uma maior aproximação com as ciências cognitivas e os estudos culturais favoreceu o desenvolvimento das aproximações entre o jeito do corpo e o jeitinho brasileiro.

A compreensão da participação do jeito do corpo nos fenômenos mentais faz parte de uma linhagem filosófica que pode ser remetida a Heráclito e passa por Nietzsche. Este viu os primeiros desenvolvimentos das teorias evolutivas e colocou-se contra a ameaça de um sistema de pensamento passivo e determinista, chamando a atenção para as forças inventivas da evolução. Com isso, insuflou uma nova inspiração filosófica nas gerações seguintes que se aproximassem da evolução.

Essa inspiração estende-se fora dos limites espirituais colocados pela transcendência patriarcal e sua má relação com o corpo. E quando perguntamos como isso interfere no nosso cotidiano – pois somos uma cultura inspirada, desenhada e costurada fortemente pelo patriarcado –, chegamos a algumas questões sobre modos de organização humana: as mais faladas dizem respeito à família e à sexualidade, mas delas também fazem parte aquelas levantadas pelo "jeitinho brasileiro".

O jeitinho é caracterizado por uma situação na qual uma regra instituída como universalmente válida é desprezada em favor de urgências circunstanciais e afetivas. Lívia Barbosa mostrou que o jeitinho não pode ser confundido com a corrupção endêmica, com a lei de Gerson (levar vantagem) ou com as relações de favor e rabo preso, entre outras. O que o caracteriza é uma opção axiológica que dota um problema emergente, com forte apelo emocional, de valor maior que as determinações insensíveis da regra. Nessa situação, características como simpatia, capacidade de comunicação, modo de falar, sinceridade, humildade e igualdade diante da fragilidade humana são indispensáveis.

Trata-se de uma situação que subverte a relação hierárquica entre o universal e o singular e, com ela, subverte outras, como a eternidade sobre o tempo, o espírito sobre a matéria e o homem sobre a mulher.

A filosofia da devoração, de Oswald de Andrade, está comprometida com a presença viva e atuante de forças de pensamento que correm por fora da transcendência patriarcal e favorecem a inserção do jeito do corpo e do jeitinho brasileiro numa razão filosófica nossa. Essas forças implicam uma visão de homem, natureza, sociedade e espiritualidade que resiste ao modelo social anglo-saxão e suas instituições. Este livro defende a idéia de que a situação de jeitinho está inserida nessa zona de atrito. Dessa zona de atrito saem faíscas como aquelas que acendem o conflito entre a ética moral e a ética mágica, entre a persuasão e a alteridade, a inclusão e a exclusão, por exemplo.

No final desse percurso, o livro só poderia chegar ao território da utopia. Utopia como força propulsora que sustenta, desenvolve e inventa elos da vida. Oswald de Andrade falava da utopia do sol, cada vez mais atual diante da crise dos combustíveis fósseis – carvão mineral e petróleo – e do desenho social sustentado por eles.

A escola da biomassa chama a atenção dos brasileiros para a percepção da natureza circundante e da energia que ela oferece: a biomassa, energia descentralizada, limpa e renovável, capaz de favorecer o desenvolvimento de um modo de vida melhor do que o da sociedade movida pelo petróleo em que vivemos, suja e centralizadora de poder.

Para tanto, é preciso desenvolver um pensamento apoiado na percepção da relação do corpo com o ambiente, seja ele cultural, natural ou outro. Isso exige uma consciência situada, mesmo que sejam amplos e diversificados os elos de comunicação e afeto. Esse pensamento distancia-se tanto da cultura de massa achatada como dos intelectuais mal localizados.

Este livro, enfim, chama a atenção para a urgência de uma filosofia com corpo, com o jeito do corpo, com o jeito brasileiro de pensar com o corpo.

A autora

O jeito do corpo

> A repetição cessa o tempo e o espaço se cristaliza,
> apresentando sempre a mesma forma. Em vez de dizer
> que o tempo cessa, poderíamos dizer que a eternidade se realiza.
> Não há então nem individualidade nem momento.
> GAIARSA, 1988a, p. 153.

O JEITO É TUDO!

Neste livro, o jeitinho brasileiro é visto sob dois aspectos: cognitivo e cultural. Nele, entende-se o jeito como um processo cognitivo, e o jeitinho, como o modo pelo qual esse processo é afirmado na cultura brasileira. Em ambos os casos, trata-se de uma situação na qual a universalidade cede em benefício de contingências determinadas pela afetividade. É assim que o jeitinho brasileiro remete à relação entre o universal e o particular. Mais especificamente, entre a permanência normativa que iguala diferenças e a mudança sensível que diferencia cada um.

A ESTABILIDADE DO PAI

A relação entre o universal e o particular foi compreendida numa estrutura teórica básica durante o patriarcado histórico. Segundo essa estrutura, a realidade abriga a estabilidade – que pode ser alcançada por capacidades cognitivas – e a instabilidade – vivida pelas contingências da relação corpo a corpo com a natureza. Nesse viés, as intempéries do corpo podem ser evitadas ou minimizadas pelo acesso a uma estabilidade universal e transcendental. A filosofia que se desenvolve na Grécia emerge dentro da tradição patriarcal e será caracterizada pela tendência a conceber um mundo hierarquizado, que submete o corpo aos ideais transcendentais. Vale lembrar Aristóteles, que, "como um homem do seu tempo, teimará em provar que a mulher não engendra por si mesma [...] a fêmea não possui a mesma alma que o macho. A alma cognitiva só se transmite através do macho" (Badinter, 1986, p. 110). A estrutura básica do pensamento patriarcal entenderá que corpo, natureza e mulher devem ser vencidos, superados e dominados por mente, espírito e homem. Nessa estrutura, a comunicação tem uma característica persuasiva.

A INSTABILIDADE DA MÃE

No entanto, outra tradição de pensamento vem conquistando espaço significativo desde o século XX. Manteve-se viva e minoritária ao longo dos séculos, resistindo à hegemonia do patriarcado, e chega hoje a um momento de grande expressão, o que sugere uma mudança no eixo oficial da filosofia. Tal tradição nos leva, entre os gregos, a Heráclito, mas é possível recuar mais, até as culturas pré-patriarcais ligadas à presença da grande mãe. Essa tradição atribui valor ao transitório e às forças envolvidas com o corpo. O jeito corresponde às formas criativas e emergentes nas forças da situação, e pode ser entendido dentro dessa tradição. Nela, a comunicação é caracterizada pela alteridade.

A MENTE CORPADA

Este livro compartilha da posição de que a mente, os pensamentos e os conceitos fazem parte do corpo e têm uma certa autonomia com relação à deliberação consciente. Os processos filosóficos acontecem com o corpo, e uma filosofia que leve o corpo em consideração entende a necessidade de compreender o funcionamento do nosso sistema sensório-motor.

É possível uma abordagem universal sobre como é o homem, pois compartilhamos de um corpo humano comum, mas também é necessária a compreensão das singularidades de uma razão situada, pois os sistemas conceituais emergem das relações com as quais os corpos estão comprometidos.

Neste livro, o jeito é entendido como o modo pelo qual a mente é envolvida com o sistema sensório-motor e suporta, portanto, uma abordagem universalizável. Mas esse jeito também é entendido como um processo afirmado na cultura brasileira, e suporta uma abordagem singularizada como *jeitinho brasileiro*.

UM ABALO NA ESTABILIDADE DO PAI

No final do século XIX, Nietzsche fez uma potente crítica à tradição filosófica oficial da cultura patriarcal e erudita, responsável por uma operação perversa que teria permitido entender que o principal valor da vida é possibilidade de superação da vida. O filósofo criticou o otimismo sobre o qual a cultura européia se apoiou, do platonismo ao materialismo científico, que gira em torno do ideal de estabilidade e certeza, da possível estabilidade cognitiva capaz de vencer o transitório, a mudança, o imprevisível, o desconhecido, a circunstância. Essa tradição tem como modelo o homem erudito, cujo ideal é o homem teórico e seu poder de conhecimento, e esse homem foi equivocadamente confundido com o homem culto. Essa diferença entre o erudito e o culto será mais desenvolvida no terceiro capítulo. Por ora, importa saber que a crítica de Nietzsche alimentou uma filosofia em torno da existência, no que ela tem de singular e do que nela é corpo.

A PERCEPÇÃO DA DIFERENÇA

A linha mestra da filosofia, que caracterizou as instituições ao longo dos séculos, vem dando ênfase à importância da percepção da semelhança, daquilo que se repete. Ainda hoje, "a diferença continua marcada pela maldição; foram apenas descobertos meios mais sutis e mais sublimes de fazê-la expiar ou de submetê-la, de resgatá-la sob as categorias da representação" (Deleuze, 1998b, p. 417). Este livro chama a atenção para a diferença que pode ser vista no cotidiano e, no cotidiano, faz toda a diferença: a diferença que está no jeito. Trata-se de chamar a atenção para a importância de cultivar a percepção do diferente, desfazendo a maldição que pesa sobre a diferença e mostrando-a como condição do corpo e do pensamento.

A EVOLUÇÃO E AS FORÇAS INVENTIVAS

Uma ênfase no corpo chama a atenção para a abordagem evolutiva. Nietzsche viu um possível equívoco de interpretação que, ao colocar em primeiro plano a adaptação interna a circunstâncias externas, como em Spencer, ameaçava a teoria evolutiva que ele conheceu. Para o filósofo, esse modo de entendimento ignorava a característica fundamental da vida, que é a vontade de potência. Mais determinantes que a adaptação às circunstâncias externas são "as forças espontâneas, agressivas, invasoras, criadoras de novas interpretações, de novas direções e formas, a cujo efeito, somente, se segue a 'adaptação'" (Nietzsche, 1996, p. 352).

A ciência da evolução comporta hoje essa idéia.

Para Atlan (1992, p. 170), por exemplo, a natureza é um sistema reorganizado continuamente e a "organização constitui um verdadeiro salto de organização, e não apenas uma mudança de estado de adaptação como as que podemos observar nos fenômenos de deriva genética". Assim, surgem aptidões realmente novas, por adição e não por substituição. Para ele, as grandes mutações devem-se a recargas de genes ou até de cromossomos supranumerários, seguidas de uma diversificação na e a partir dessa redundância. A novidade consiste no aumento da variedade e do estoque de material genético "inútil" no estado atual de adaptação, mas que acabam constituindo novas "aptidões". Essa concepção de evolução leva a um pensamento voltado à percepção da novidade. Como para Nietzsche, a luta pela vida não é caracterizada pela situação de indigência que se esforça pela sobrevivência, mas pela exuberância e vontade de potência.

O HÁBITAT DOS GRANDES PROBLEMAS É A RUA
Da perspectiva da filosofia com corpo, não basta a teorização, nem mesmo uma excelente teorização de uma filosofia sobre o corpo. Oswald de Andrade nos lembra que, para Nietzsche, "o hábitat dos grandes problemas é a rua" (Andrade, 1995, p. 102). Uma filosofia no corpo é diferente de um entendimento esquemático de corpo, pois este é tão abstrato como uma concepção ideológica qualquer. É preciso colocar a atenção numa filosofia com corpo, longe das estruturas esquemáticas desenvolvidas dentro dos gabinetes, e que alcance a rua. A rua faz pensar em um corpo que caminha nela, entre outros corpos. São muitas as palavras que correspondem, ao mesmo tempo, ao corpo que caminha e às operações "mais elevadas" do espírito: posição e força da posição, postura e impostura, atitudes e atitude existencial, o caminho e o reto caminho, perder o rumo e achar o rumo, inventar caminhos, inspiração, intenção, sentido, entre tantas outras similares.

A ANALOGIA CORPO – MENTE E AS METÁFORAS DO CORPO

Muitas palavras usadas para tratar de atividades mentais correspondem a movimentos corporais. Os conceitos emergem da experiência sensório-motora e retornar a ela pode favorecer o entendimento dessas concepções. Gaiarsa (1988a) repara que termos como *posição*, *direção* e *orientação* nascem no corpo e valem para geometria, mecânica e filosofia, áreas que podem ser relacionadas por meio da realidade básica do sistema sensório-motor. Assim, o estudo do cérebro pede o estudo do sistema muscular, com o qual nos organizamos e nos relacionamos com o mundo. A hipótese de que os conceitos são metáforas do corpo (Lakoff e Johnson, 1999) permite aproximar a lógica do corpo à compreensão racional.

A PERSPECTIVA DO CORPO E A PERSPECTIVA DA MENTE

O sistema sensório-motor, antes de tudo, elabora perspectivas para a ligação entre o corpo e o objeto, de onde emerge a percepção.

A elaboração contínua da perspectiva é a condição da manutenção do movimento nas relações em curso e se dá por meio do processamento contínuo de sinais provenientes de várias fontes. Para Damásio (2000), essas fontes podem ser sintetizadas em: um aparelho perceptivo específico; os variados ajustes que são efetuados simultaneamente por diferentes setores musculares do corpo e pelo sistema vestibular; os sinais derivados de reações emocionais a um objeto específico, que ocorrem simultaneamente em vários locais do corpo e incluem mudanças nos músculos lisos das vísceras.

Os sinais descrevem tanto o objeto quanto parte da reação do corpo na sua direção, pois "para perceber um objeto, o organismo requer *tanto* os sinais sensoriais especializados *como* os sinais provenientes do ajustamento do corpo, que são necessários para a ocorrência da percepção" (p. 192).

Nietzsche, ao conceber o mundo como campo de forças instáveis em permanente tensão, também entende a perspectiva como uma configuração de forças que implica uma maneira própria de apreciar, de agir, de reagir (Marton, 1992, p. 205). A idéia da permanente tensão que sustenta a existência é reforçada quando entendemos que músculos são movimento e tensão.

O movimento e a tensão sustentam o mundo por meio dos quatro parâmetros básicos da motricidade: posição, orientação, direção e conformação, "sem os quais nada tem sentido, nem a idéia, nem o sentimento, nem o instinto, a imaginação, o sonho, a intuição ou o que seja" (Gaiarsa, 1988a, p. 66).

A questão da perspectiva é uma questão de posição e atitude, com tudo que essas palavras têm de conotação ideológica, sociológica, psicológica e existencial.

O PROCESSO DE ABSTRAÇÃO

A perspectiva está comprometida com os processos de abstração por meio das resultantes virtuais da ação conjunta de muitos tensores musculares. Essas resultantes da ordenação de força muscular podem ser chamadas de "virtuais" porque não se identificam com partes anatômicas e são absolutamente comprometidas com a continuidade das circunstâncias, ou seja, mudam continuamente. "Estas linhas significativas estão contidas nas posições e colocações do corpo na situação [...] estas forças e direções estão inerentemente contidas nas tensões musculares" (Gaiarsa, 1995, p. 115).

Chegamos, então, à idéia de uma filosofia andante, comprometida com o envolvimento do sistema sensório-motor humano com os fenômenos da consciência.

O FOGO ETERNO

Para desenvolver a idéia de uma filosofia andante, vamos a Heráclito, que parece ser o filósofo grego que escapou da divisão e da hierarquia de valor entre o universal não corpóreo e o transitório corpóreo. Heráclito é um dos filósofos mais visitados na contemporaneidade, no qual muitos autores afins com as ciências do corpo encontrarão eco e a partir do qual é possível desenvolver a genealogia de uma filosofia andante.

Heráclito concebeu a idéia de que o mundo é um fogo eterno que acende e apaga conforme um ritmo e que tudo que existe é a "dança" contínua desse fogo. As diferentes interpretações do fogo heraclíteo aceitam a idéia de que o fogo implica transformação contínua, pois "ao explicar o mundo como fogo eternamente vivo, e por isso mesmo o fogo como a substância de todas as coisas, não o entende como uma matéria sobrevivente a todas as suas limitações, mas a mesma transformação vibrante, o surgir e desaparecer do devir, do traspassar" (Mondolfo, 1989, p. 231).

O FOGO E OS MÚSCULOS

Como o fogo, o sistema muscular – que não corresponde a uma forma perfeita e definitiva – está mais para um sistema aberto a se formar nas relações. O processo de sustentação do sentido por meio da organização muscular corresponde ao surgir e desaparecer do devir. A organização dos músculos está envolvida com a diferença e com a oposição. Quanto a esta, Heráclito (fragmento 67) entende: "Deus é dia e noite, inverno e verão, guerra e paz, abundância e fome. Mas toma formas variadas, assim como o fogo, quando misturado com essências, toma o nome segundo o perfume de cada uma delas".

Nossa biomecânica determina um modo de relacionamento com o mundo tal como a relação entre opostos de Heráclito. A organização em oposições funcionais é constitutiva do nosso sistema de equilíbrio. A capacidade para o movimento e para a sustentação do corpo depende da distribuição equilibrada de forças, pesos e massas antagônicas que continuamente se transformam, provocando o desequilíbrio; a postura é mantida pelo equilíbrio dessas forças opostas.

LOGOS E O SISTEMA DE EQUILÍBRIO BIOMECÂNICO

A apreensão do devir se dá pelo "logos", que une a diversidade e a transformação de tudo que existe. Logos pode ser traduzido como *discurso, narrativa, palavra*. Mas o sentido dessa palavra é problematizado por Heráclito e também pode ser interpretado como medida e proporção, comunicação, relação e até verdade (Mondolfo, 1989, p. 157).

Com o logos, à luz do sistema biomecânico, é possível entender:

MEDIDA como a síntese contínua sem a qual o corpo não se move nem se põe, muito menos interage, porque a desmedida provoca um tombo: não se pode sair dos limites do polígono de sustentação[1];

PROBLEMAS DE PROPORÇÃO como aqueles com os quais o sistema de equilíbrio lida a fim de encontrar a medida certa para cada momento do movimento, pois somos bastante arti-

---

1 Polígono de sustentação é a forma da base obtida do contato dos pés com o chão. O limite de inclinação do corpo é determinado pelo polígono de sustentação, reflexos posturais impedem que ele seja ultrapassado.

culados e cada movimento exige um rearranjo do sistema global, corrigindo desproporções de peso, velocidade e inclinação, por exemplo;

COMUNICAÇÃO, pois o sistema muscular é um sistema aberto que se organiza na relação com o mundo. Sua forma comunica, portanto, algo de si e do mundo, continuamente e ao mesmo tempo.

VERDADE, pois a percepção dessa dinâmica e composição corresponde ao que é apreendido como a verdade da situação, que está, portanto, em transformação.

FORÇAS DA SITUAÇÃO

O logos, portanto, está comprometido com a situação. A raiz etimológia da palavra situação é *situs*, sinônima de *locus*, local. Daí *situar* e *localizar*, que caracterizam a relação espaço-temporal dos objetos com um sujeito. Portanto, a situação na maioria das vezes será dinâmica. Ela corresponde ao contato no qual o sujeito e o objeto são ou estão compostos, postos simultaneamente. *Colocado*, portanto, enfatiza a posição, e composto enfatiza a situação, pois "composto é dinâmica, colocado é a geometria; uma assinala as forças, outra assinala o espaço, o lugar e a disposição relativa dos dois ou mais objetos em presença" (Gaiarsa, 1988a, p. 107). A resultante da composição é o logos comprometido com a situação, cuja apreensão se dá espontaneamente pela percepção e pela sensação.

A SITUAÇÃO É UMA TENDA

Esse modo de entender a situação corresponde à concepção de que "o logos comporta duas coisas: um pensamento e uma tensão" (Bayer, 1979, p. 70). Gaiarsa (1988a, p. 105) repara que os vocábulos tender, entender, tenda, tendão, tensão, extensão, entesar, atento, intento, tentar, intenção e atenção provavelmente derivam da mesma raiz tend. Para ele, "parece fora de dúvida que esta raiz tenha provindo das sensações musculares ou dos efeitos imediatos da mesma. [...] Tend é tensão organizada, é composição de forças, é aquilo que está pronto para agir ou para disparar o alvo". A ligação entre a tensão muscular e a concepção de tenda como tensão organizada relaciona o como ao onde e ao ser. Um espaço significativo, portanto, significa um espaço como propriedade dos acontecimentos.

> O logos pertence ao espaço significativo, uma tenda virtual e dinâmica sustentada na tensão muscular que emerge do acontecer.

As tensões musculares organizadas continuamente correspondem à composição vetorial que vimos antes: estão no corpo mas também no espaço. Os corpos se cruzam; o espaço é cheio. O espaço é ordenado pelas forças dos corpos tanto quanto o corpo é organizado pelas forças do espaço. É assim que o espaço e o tempo são coordenações que dão sentido a tudo mais, sem que sejam, no entanto, fixos e objetivos (Descartes), habituais e subjetivos (Hume), *a priori* e estruturais do entendimento (Kant), nem vazios, nem lisos, mas cheios e estriados (Deleuze), e o tempo envolve não somente a sucessão dos instantes do movimento, mas também a ruptura de uma tenda determinada provocada pela novidade.

COMUM UNIDADE NA DIVERSIDADE
Embora a diversidade caracterize a organização das posturas particulares, estas também se referem sempre ao comum, pois

consistem numa composição/síntese que soluciona, a cada passo, a diversidade e as contradições das forças do conjunto.

> O comum não corresponde à repetição, mas à síntese das diferentes soluções particulares exigidas num encontro.

Da solução particular numa composição comum emerge o sujeito como uma proposição. Assim podemos entender Heráclito (fragmento 2), quando ele diz que "é preciso seguir o-que-é-com (isto é, o comum; pois o comum é o-que-é-com). Mas, o logos sendo o-que-é-com, vivem os homens como se tivessem uma inteligência particular". Alguns entendem a comunhão proporcionada pelo logos como um tipo de conhecimento racional que dispensa diferenças proporcionadas pelos sentidos e pela circunstância. Mas, aqui, a comunhão proporcionada pelo conhecimento não corresponde à unilateralidade que supera as posições, aparentemente dispersas e isoladas, mas à percepção da resultante da composição contínua da e na diversidade delas.

Descompassados, estão ausentes

Um dos fragmentos de Heráclito (fragmento 34) diz: "ouvindo descompassados assemelham-se a surdos; o ditado lhes concerne: presentes estão ausentes". A palavra "descompassados" remete diretamente ao sistema biomecânico. Os padrões estabilizados do equilíbrio do corpo são mecânicos e existenciais. Envolvem a ação e a percepção; são modos de relacionamento. Quanto mais inflexível um padrão, mais difícil é a percepção de que a circunstância é singular. A dificuldade de perceber esses padrões como algo singular faz que se queira forçar o mundo a dobrar-se sobre si, a impor seu mundo ao momento. Mas é impossível que o mundo inteiro se dobre numa direção tão específica e limitada. O sujeito fica então fora do compasso e, mesmo que presente, ausente.

Alguém poderia pensar que o descompasso trata da necessidade de uniformização. Mas não é o caso, pois que para ele tudo que existe é um fogo. O compasso, aqui, assemelha-se mais ao movimento do diálogo ou da dança que se dança junto, com variados e sucessivos compassos. É assim que, segundo Heráclito (fragmento 89), "para aqueles que estão em estado de vigília há um mundo único e comum".

> O logos compreende a aceitação dos opostos e,
> ao mesmo tempo e no mesmo ato, a sua superação,
> tal como o sistema biomecânico.

É impossível pensar em uniformidade, pois, como o fogo, o corpo humano oscila sem parar, "instável entre forças opostas, cheio de dúvidas e incertezas, não seria livre se não colidissem dentro dele todas as forças do universo" (Gaiarsa, 1988a, p. 126).

> O equilíbrio do corpo resulta da reação espontânea
> ao desequilíbrio contínuo, como o logos: que não é
> uma coisa, mas a síntese não uniformizadora e
> espontânea de um processo que tudo liga e sustenta.

LOGOS E TAO COMO CENTROS DE GRAVIDADE

O que unifica as partes do corpo entre si, com a terra e com os objetos com os quais interagimos é o centro de gravidade ou "os" centros de gravidade: o nada que tudo sustenta. Isso aproxima a concepção de logos do tao chinês. Vale a pena comparar a seguinte definição do centro de gravidade com as próximas definições de tao e logos: "o centro de gravidade é o centro para o qual se referem todas as tensões musculares opostas, atuantes a cada instante; essas tensões são no mesmo instante e no mesmo ato oposições de intenções" (Gaiarsa, 1984a, p. 247).

Para Chuang Tsu: "o pivô do tao passa pelo centro, para onde convergem todas as afirmações e todas as negações. Todo aquele que se apossa do pivô coloca-se no ponto morto, de onde podem ser vistos todos os movimentos de oposições, em sua correta interdependência" (Marton, 1965, p. 58). E, sobre o logos, Heráclito (fragmento 41) diz: "só uma coisa é sábia; conhecer o ensinamento que governa tudo através de tudo".

> É possível propor uma ligação entre as concepções de tao e logos visto que estão ligadas ao centro de gravidade.

O centro de gravidade é móvel, emerge do movimento e das relações, acontece no invisível e não se localiza em nenhum lugar do corpo – nem no cérebro –, mas unifica e harmoniza os movimentos. Para o centro de gravidade pode-se aplicar a idéia de Heráclito (fragmento 54) de que "a harmonia invisível é mais forte que a visível".

O centro de gravidade não corresponde a uma coisa que está no homem e "se coloca para fora"; o equilíbrio biomecânico não acontece "dentro" para, depois, ser "manifestado". Não pensamos antes de agir. O equilíbrio é automático, singular e uma resultante contínua de compensação e integração das forças do conjunto.

> O sistema de equilíbrio do corpo corresponde a uma unidade comum da diversidade: a própria definição de comunidade. O princípio da democracia é constitutivo do nosso sistema biomecânico.

A comum unidade na qual consiste o sujeito que se autopõe é continuamente balançada, reorganizada, transformada e mantida. Assim, o comum não é o semelhante, a média, mas o composto, o que está em relação. Nada faz sentido isoladamente. Seria o mesmo que dizer: somos um só na diferença.

EIXOS DO MOVIMENTO E O *SELF*

Como princípio organizador da consciência, o *self* também pode ser relacionado com o centro de gravidade, já que é "o virtual supremo enquanto organizador, regente e juiz de todos os movimentos por vir e de todos os espaços possíveis" (Gaiarsa, 1992, p. 234). Uma estrutura corporal tão instável e articulada exige uma elaboração contínua e sofisticada dos movimentos por meio dos centros de gravidade, que estão no espaço, organizando nosso corpo na relação com os outros corpos. A boa localização dos centros de gravidade a cada instante é fundamental para a eficiência das ações, e é um processo "inconsciente" que organiza a ação.

Os eixos de movimento também são muitos para cada instante do movimento. São virtuais, como os centros de gravidade, sem substrato nervoso. A má localização desses eixos prejudica o movimento, afetando a fluência, a eficiência e até sua segurança. Assim, é possível dizer que nossa existência é apoiada sobre forças virtuais, as realidades invisíveis e formadoras de tudo que fazemos.

Trata-se de uma concepção da nossa existência, que poderia ser assim expressa: nosso sistema sensório-motor move... nossa humanidade! E corresponde a uma filosofia que entende que as concepções humanas têm relação com a composição de forças, tendências de movimento e inclinações envolvidas na biomecânica dos corpos.

DIALÉTICA E CORPO

O movimento ou a sustentação do corpo só é possível por meio da síntese de forças contrárias. É dialético. As oposições musculares não são fixas e os pares não se repetem, mas são múltiplos e se compõem nas relações. Como o logos de Heráclito, o perfume liberado pelas flores depende do contato com o fogo. Ou seja, não tem um fundamento "em si", independente do contato. Como no taoísmo, cada coisa só pode ser compreendida na relação, jamais em si mesma.

No ocidente, a dialética recuperou força com a modernidade, por meio do pensamento de Hegel. Ele conhecia o taoísmo e chegou a lecionar sobre o assunto. Mas, diferente do taoísmo, propôs uma conciliação entre a circunstância e o universal, em que a diferença só faz sentido quando sujeitada a um sentido transcendental que a justifica. Ou seja, a diferença está a serviço de uma estrutura monocentrada. Deleuze (1998b, p. 416) observou que em Hegel "uma técnica do infinitamente grande recolhe a maior diferença e seu esquartejamento [...] a técnica de Hegel está no movimento da contradição (é preciso que a diferença chegue até lá, que ela se estenda até lá)".

> Mas o sistema sensório-motor permite
> falar em contradição, em composição da
> contradição e em síntese, sem supor uma unificação
> totalizadora dessas contradições.

Nem mesmo a noção de logos em Heráclito comporta essa totalidade. O sistema de equilíbrio biomecânico do corpo humano favorece uma concepção de cultura diferente da que se percebe em Hegel ou Platão. Esses pensadores identificam um modo particular de agir com a idéia de universalidade. Essa noção sustenta tanto a posição hierárquica da elite, que tem acesso a tais supostos universais, como também implica uma direção homogeneizadora, ao propor um modelo de comportamento civilizador.

Caos e cosmos

A ambigüidade da biomecânica implica multiplicidade e diversidade – os pares não são fixos, nem sempre os mesmos. Mas também acontece o amorfo, momentos "sem forma" antes de o corpo encontrar uma nova forma dentro de uma nova situação, quando a ambigüidade ainda não foi definida: é o caos. Assim, é possível dizer que do caos nasce o cosmos, mas trata-se de um nascimento contínuo, de um cosmos renovado. Nosso sistema postural é movido por oscilações e instabilidades que permitem que do nada nasça a forma. Ele exige, então, a percepção não somente da semelhança, mas também da diferença.

Fios do destino

Hoje em dia é muito comum a metáfora da rede. Ela diz que estamos todos ligados num grande sistema e que o que acontece no todo altera a relação das partes, assim como o que acontece nas partes altera a organização do todo. Tal metáfora remete, desde tempos imemoriais, ao problema do destino. Heráclito (fragmento 67) acreditava que "assim como a aranha, instalada no centro de sua teia, sente quando uma mosca rompe algum fio da teia e por isso corre rapidamente, quase aflita pelo rompimento do fio, assim a alma do homem, ferida alguma parte do corpo, apressadamente acode, quase indignada pela lesão do corpo, ao qual está ligada firme e harmoniosamente".

> A metáfora da rede ou da teia também corresponde ao sistema biomecânico do corpo humano; as forças musculares que organizam nossa sustentação e o movimento podem ser entendidos como vetores ou linhas que formam tramas de força.

Gaiarsa (1988a, p. 43) percebe que a representação mais básica do termo "sentido" é o vetor. E o fundamento corporal do significado de "sentido" relaciona-se "à sensação de um tensor muscular ou à resultante – virtual mas atuante – de um conjunto deles. Creio, ademais, que em ausência dessa sensação não nos é dado pensar um significado".

> É possível imaginar uma teia tramada com as forças do mundo e tecida nos músculos; uma teia móvel onde também somos, cada um de nós, como um tecido tramado que sintetiza essas forças e as mobiliza.

Trata-se de uma subjetividade que não é isolada do contato, porque não diz respeito apenas ao sujeito, nem a uma origem transcendental e exterior que justifica os acontecimentos do mundo. Aparece aqui uma relação intrínseca entre a consciência e a comunicação, porque as forças envolvidas podem ser compreendidas como informação.

A AMBIGÜIDADE DO PENSAMENTO E A CLAREZA DA AÇÃO

Nem toda força é apreendida como um dado específico, caracterizado. O sistema biomecânico humano é ambíguo demais, de uma ambigüidade que se define na ação. As atitudes do corpo, que são a preparação para a ação, são ambíguas. Uma só atitude pode servir para avançar ou correr, para agarrar ou empurrar. Essa ambigüidade é resolvida na ação, quando finalmente corremos ou agarramos, por exemplo. Os fluxos de força ambíguos correspondem aos processos de pensamento, emergência de possibilidades, ponderação e se processam com uma certa autonomia, independentemente de um querer autônomo do corpo. A ambigüidade dessas forças é experimentada como oscilação ou balanço do corpo.

> O pensamento está envolvido com a oscilação
> provocada pelo desequilíbrio contínuo do corpo,
> cuja amplitude aumenta com a novidade que
> nos deixa sem jeito, sem saber como agir...
> em busca de um novo caminho.

Damásio (2000) propõe também que o pensamento é o movimento das sensações e das imagens, e que ele não pode ser confundido com o foco da nossa atenção a cada instante. Para Gaiarsa (1988a), os afetos provocam sensações e imagens que são espontaneamente organizadas em uma composição vetorial, a partir da qual as coisas adquirem esse ou aquele sentido, direção, significado: viram atitude e ação. Essa é a forma compreensível do afeto.

> Enquanto onda, o afeto está mais próximo do caos e do pensamento, porque envolve ambigüidade, descontinuidade e abertura para a emergência da novidade; enquanto vetor, está mais próximo do cosmos e da linguagem, porque é organização, continuidade e especificação.

RESULTANTES ABSTRATAS DO MOVIMENTO DO CORPO

O sistema de equilíbrio ao mesmo tempo desenvolve e informa sobre as estruturas dinâmicas e abstratas. A composição vetorial das forças musculares é abstrata porque não é limitada ao desenho anatômico dos componentes do corpo. No entanto, é de esforços concretos que emergem resultantes abstratas relativamente independentes de estruturas determinadas. Abstrações concretas acontecem continuamente no nosso sistema motor.

> A compreensão do sentido, mesmo filosófico, depende da percepção desta resultante virtual da composição dinâmica das forças do corpo e do mundo, que é também uma possibilidade de ação.

Assim, a razão não tem uma característica não corpórea, nem definitiva, nem transcendental: é um corpo abstrato.

O JEITO NA FILOSOFIA

Ninguém sai às ruas sem nenhum jeito, mas sempre de algum jeito. Agir é formar, e ao formar com o corpo definimos mundos diversos, heterogêneos. Não existe uma subjetividade preservada do corpo na rua, autônoma e auto-suficiente da experiência e do contato. Nossos sistemas conceituais estão comprometidos com o corpo, e o corpo delineia seus limites. Esses limites estão envolvidos com a necessidade de manter posições. Parece um argumento ideológico, mas é uma descrição de fato. A maior parte do esforço muscular é dedicada a manter as posições do corpo, e é esse esforço contínuo e automático que garante ao conjunto a possibilidade de fazer qualquer movimento. Por isso, pode-se aceitar que "a resistência está enraizada, está presente e é necessária em cada tensor muscular, em cada fibra conjuntiva, em cada tubércula óssea" (Gaiarsa, 1988a p. 59). No entanto, esses limites articulam o corpo ao infinito!

O VIVO E O MECÂNICO

Nossa biomecânica não é como uma máquina sem vontades, emprestada às intenções de um fantasma que a dirige. É preciso considerar nossa biomecânica para compreender o que, quem ou, principalmente, como somos. Esse enraizamento da humanidade na biomecânica é importante; foi o comprometimento da mecânica do corpo com as leis naturais que ameaçou a concepção de liberdade. Esse comprometimento levou Descartes a identificar o homem com uma razão não corpórea, como um fantasma dirigindo uma máquina[2]. Mas é possível dizer que é a máquina que dirige o fantasma!

---

2   Expressão tornada conhecida pelo filósofo Gilbert Ryle, em O conceito de espírito, 1970.

O biomecânico é condição para a "humanidade" do homem. Isso vai contra uma determinada relação de poder: a humanidade incorpórea do homem move a mecânica do corpo. Ela desemboca em outras, tais como: o pensamento domina o corpo, o espírito domina a natureza, o adulto domina a criança, o homem domina a mulher. Relações concebidas numa cosmovisão cuja forma é um sistema que se organiza a partir de um núcleo centralizador do poder.

EXPLICAR É ACHAR O JEITO

A etimologia da palavra "explicar" remete ao sentido de "desfazer uma prega" (Gaiarsa, 1988a). Fazer pregas é o oposto de explicar: implicar, complicar. Por isso, a explicação é um movimento que desprega o corpo que estava preso, a percepção que estava presa, a ação que estava presa. A explicação é uma ação, um movimento, um jeito! A etimologia de "resolver" continua na mesma pista: resolver é dissolver novamente. As duas palavras não remetem, portanto, a um processo incorpóreo, mas a algo efetivo a ser feito.

> Para resolver ou explicar é preciso
> achar o jeito. E, se o jeito se acha fazendo,
> a explicação é uma ação.

Os ajustes motores, exigidos pela transformação contínua provocada pelo contato, correspondem à emergência da consciência. A consciência se forma para explicar, para desdobrar o que está dobrado, prendendo e limitando a atenção.

> A palavra vem depois da emergência
> espontânea da consciência e tem como propósito
> favorecer a percepção do trânsito das forças
> entre os corpos: como essas forças mudam
> posições, distância, forma, dividindo,
> agrupando, anulando, enfim.

As explicações remetem, portanto, ao nosso sistema motor, posto que este realiza procedimentos sistemáticos, continuamente, para perpetuar e sustentar o movimento.

O FÍSICO E O VIRTUAL

Não existimos em nenhum momento fora de qualquer contato. As organizações do corpo ou do ambiente serão sempre estruturais e significativas, num mundo que é físico e virtual ao mesmo tempo (Deacon, 1997). A relação entre o físico e o virtual é evidente no sistema biomecânico, a começar pela noção de significado: a direção de um movimento "real quando se executa, virtual quando está implícito numa atitude ou numa posição" (Gaiarsa, 1988a, p. 153). Morin (1997, p. 136) disse que "já não existe uma *phisis* isolada do homem, isto é, isolável do seu entendimento, da sua lógica, da sua cultura, da sua sociedade".

O entendimento existencial da biomecânica compreende a condição humana no fluxo da *phisis*, a começar pela postura, cujas exigências estruturais implicam a evidência básica de que estamos continuamente em relação ou em contato, ou seja, envolvidos com forças abstratas, resultantes da composição dos instantes.

Eu é o outro

A percepção de um objeto não depende exclusivamente dos sinais sensoriais especializados nas características dele, mas também de sinais sobre o ajuste do corpo com relação ao objeto com o qual se estabeleceu o contato. Esses sinais sobre o ajuste do corpo são fundamentais para a ocorrência da percepção (Damásio, 2000). Como os ajustamentos do corpo são organizados como tensão muscular, o movimento das imagens e percepções presentes na consciência depende do movimento dos músculos.

Também é possível perceber o quanto o eu e o outro estão intimamente ligados, fazendo-se reciprocamente. Isso serve para objetos inanimados e animados, como uma pessoa. Essa relação é um dos fundamentos do processo do conhecimento. O conhecimento depende do mapeamento da relação entre sujeito e objeto (Damásio, 2000). Trata-se de um processo de abstração que é, ao mesmo tempo, objetivo e subjetivo.

A percepção é, portanto, a forma elementar da consciência. E a consciência resultante da sensação muscular pode ser compreendida como "consciência refletida", conforme propõe Gaiarsa (1988a, p. 40), porque "no mundo das formas paradas ou vazias, constituídas pelas imagens visuais, assim como no mundo das intensidades variáveis dos sons e dos ruídos, **só os movimentos produzem transformações ligadas ao personagem**, ligadas à sua 'vontade' – como lhe dirão logo mais", e o eu, como personagem, pode ser entendido como "conjunto de esforços coordenados para a produção de um certo efeito".

Portanto o eu não é fixo; corresponde a uma composição ao mesmo tempo individualizada e profunda (leva à fusão), totalmente dinâmica (combinação de forças) e flutuante, pois os menores movimentos fazem variar as relações entre eu e o objeto.

Quanto à personalidade, Gaiarsa (1988a, p. 249) repara que "Freud chamou de topologia a 'estrutura' da personalidade, representação espacial da seqüência temporal [...] O critério cronológico-topográfico merece ser retido: a forma presente da personalidade é conseqüência de todas as experiências passadas, atuando cada uma dessas experiências como um golpe de cinzel de um escultor – fazendo e desfazendo a forma".

LIMITES DO EU

Para Damásio (2000, p. 42), as raízes do *self* encontram-se no "conjunto de mecanismos cerebrais que de modo contínuo e inconsciente mantém o estado corporal dentro dos limites estritos e na relativa estabilidade requerida para a sobrevivência". Para Atlan (1992, p. 179), "as perturbações aleatórias podem não destruir a organização, com a simples condição de que a confiabilidade do sistema – assegurada por uma redundância estrutural e funcional – não seja ultrapassada, e de que a desorganização assim produzida possa ser resgatada e recuperada num outro estado de organização/adaptação". Esses limites também acontecem nas exigências do equilíbrio biomecânico humano, envolvido nos reflexos posturais que impedem a queda.

Nenhuma ação pode ser atribuída a uma subjetividade absoluta, pois tudo que fazemos está sujeito aos limites da ortostática, fora dos quais caímos. Os limites das suas formas irregulares comandam o desatar de forças que não estão sob controle da deliberação consciente. Seu valor absoluto é: dentro deste mundo, de pé; fora dele, no chão (Gaiarsa, 1988a).

DOBRAS DO INFINITO

O cérebro humano é de uma complexidade sem limites inventivos, "cada neurônio faz algo entre mil e dez mil sinapses com outros neurônios. Estas podem desligar ou ligar, ser excitatórias ou inibitórias, isto é, algumas sinapses liberam o fluido para ativar mecanismos, enquanto outras liberam fluidos para acalmar tudo em volta, numa dança contínua de complexidade atordoante. Uma porção de seu cérebro do tamanho de um grão de areia deve conter dez mil neurônios, dois milhões de axônios e um bilhão de sinapses, todas 'falando' entre si. Dadas essas cifras, calcula-se que o número de possíveis estados cerebrais – o número de permutações e combinações de atividades teoricamente possíveis – ultrapassa o de partículas existentes no Universo" (Ramachandran, 2002, p. 31).

Essa estimativa do infinito com relação aos estados mentais pode ser relacionada com o fato de que o corpo não tem forma pronta e determinada. A importância da motricidade e a necessidade de colocá-la no eixo central do estudo da consciência é ainda evidente pelo fato de que uma só célula do cerebelo pode receber duzentas mil conexões de muitos outros neurônios; portanto, o cerebelo, que é o motor, tem mais neurônios do que o restante do cérebro. A variabilidade dos movimentos do corpo é a mesma ou análoga aos possíveis estados cerebrais: beirando a noção de infinito.

> Embora as formas na nossa razão sejam limitadas pelo nosso corpo, não precisamos negar o corpo para alcançar o infinito, pois o infinito está nas dobras das nossas articulações.

O FANTOCHE SEM CONTROLE

Para entender a coordenação motora, Gaiarsa usa a metáfora do boneco articulado, o fantoche. Enquanto este tem umas dez articulações, o corpo humano tem dez vezes mais. "Para mover este boneco deveras desengonçável, sobretudo para fazê-lo parar ou mantê-lo imóvel, atuam sobre ele cerca de 300 mil cordéis. Este é o número das unidades motoras. Podemos admitir que nossos tensores elementares podem se contrair segundo dez graus de tensão distintos e crescentes. Com isso, elevamos o número das possibilidades tencionais do corpo a este número absurdamente estarrecedor: três milhões de tirantes ou cordéis ou puxões elementares. [...] À organização desta loucura damos o nome de coordenação motora" (Gaiarsa, 1987, p. 54).

A metáfora do fantoche não se aplica à concepção hierárquica que caberia a um boneco, que tem uma mão controlando seus movimentos, o que poderia corresponder a um cérebro que decide o que o corpo vai fazer. Está mais para essa bela imagem proposta por Damásio (2000, p. 196): "o cérebro é a audiência cativa do corpo", pois é o contato que libera as forças no movimento. A metáfora do boneco serve mais para mostrar o quanto a versatilidade do cérebro corresponde a uma versatilidade motora, o que equivaleria a dizer que estados cerebrais têm correspondência com estados motores.

MOVIMENTO DE FORMAS E IDÉIAS

Platão acreditava existir um mundo das formas e das idéias perfeitas e imutáveis, origem e matriz de tudo que existe no outro mundo, o dos fenômenos e dos sentidos, onde estamos, que ele chamou de mundo das sombras. O próprio nome indica que a imutabilidade é condição para a perfeição das formas e das idéias: são perfeitas porque não mudam. O mundo da sombra é o mundo da mutabilidade e da imperfeição. Aqui, as coisas são imperfeitas porque degeneradas pela transformação. Essa associação de perfeição com imutabilidade e imperfeição com mutabilidade é o que interessa especialmente, porque é possível assumir a mutabilidade como referência sem abrir mão da perfeição.

Nossa estrutura óssea e nosso sistema de equilíbrio e movimento significam que não temos forma fixa e que as transformações pelas quais o corpo passa correspondem à evolução em direção à perfeição exigida pela circunstância, pelo momento. É possível entender a perfeição como a capacidade de continuar em relação, de manter-se vivo, de prosseguir o caminho, de compor (pôr-se com). Nosso cotidiano carrega essa possibilidade de transformação e movimento de um modo muito radical, a cada passo.

Transformação e repetição em Aristóteles

Uma idéia de transformação do corpo atualizando a perfeição aparece em Aristóteles, mas nele é afirmada a repetição e não a novidade. Para Aristóteles, as formas evoluem dentro dos limites da sua condição essencial e eterna. Essas essências realizam-se na existência, por meio de uma interligação na qual cada essência, quando atualizada na sua perfeição, mobiliza a atualização de outra essência, num grande sistema em movimento e perfeição. Exemplo: a atualização da nuvem em chuva e água atualiza a planta em potência na semente. O movimento atualiza as essências. Embora associe movimento e perfeição, Aristóteles também rejeita o valor da novidade que não corresponde à perpetuação das essências. É, portanto, também bastante comprometido com a estrutura do pensamento patriarcal. Aristóteles não concordaria com a idéia de que o homem evoluiu do macaco. Para ele, a transformação do corpo que não corresponde à perfeição da essência eterna é degeneração, pois "o princípio da matéria introduz a corrupção e a morte do universo, ele também é a causa da monstruosidade [...] a monstruosidade, propriamente, aplica-se ao caso em que o engendrado não é da mesma espécie que o gerador, uma simples diferença para constituir uma monstruosidade no sentido lato: assim a fêmea engendrada no lugar do macho é um monstro. 'Ela é um macho mutilado', o resultado de uma falha do princípio macho" (Badinter, 1986, p. 110).

Caráter geométrico e dinâmico da cognição

Para Platão, a cognição tem um caráter geométrico, e para Aristóteles, tem um caráter dinâmico. O que se pode analisar numa situação corresponde ou à geometria (forma, posição, distância e direção em que estão os vários objetos relativamente ao sujeito), ou à dinâmica (esforços e movimentos feitos para alcançar, manipular, arrastar e afastar os vários objetos) e "estes dois esquemas são o substrato e o pressuposto de qualquer coisa que nos seja dado dizer, pensar, imaginar, conceber, abstrair, julgar ou teorizar, em relação à situação" (Gaiarsa, 1988a, p. 42).

Então, é possível concordar que as explicações são geométricas ou dinâmicas, mas é preciso incluir a circunstância e a novidade, porque aqui as formas não reproduzem um modelo, uma essência a ser perpetuada; o tempo não imita a eternidade.

No cotidiano, que se apóia em cada passo, o contato provoca forças e modos de esforço que não se manifestariam sozinhos, não estavam guardados esperando uma iniciativa "interior" que os manifestasse. Talvez estejam mais próximas da concepção de caos. Ou, como diziam os taoístas, do não-ser. Este sucede ao desequilíbrio e dele emerge a nova forma. Tal caos é absolutamente criativo, porque processos automáticos determinantes são ativados para possibilitar que nova estabilidade se forme.

> Ao contrário de Platão, para o qual as formas
> imperfeitas do mundo emergem das formas perfeitas
> transcendentais, aqui a forma emerge da não-forma,
> e sua perfeição depende da relação.

HABILIDADE E JEITO

O cérebro e o sistema sensório-motor permitem dizer que as possibilidades mentais humanas são infinitas, que qualquer estabilidade é provisória e que a novidade pode ser atualizada.

Atualização da novidade é uma boa expressão, porque – ao contrário de Aristóteles, para quem o contato faz atualizar essências – o contato nos faz atualizar uma potencialidade não comprometida com uma essência imutável.

> Atualizamos a habilidade:
> a capacidade que permite a emersão
> de uma forma absolutamente nova;
> este processo é o jeito.

EMERGÊNCIA DA CONSCIÊNCIA NO DESEQUILÍBRIO

Organização só é possível quando há interação; interação significa encontro que provoca desordem, porque o encontro sempre modifica o que havia antes dele. Em termos de motricidade, é somente quando os ciclos auto-sustentados do equilíbrio são perturbados que a consciência emerge para acertar o que foi desestabilizado, reestruturando novas formas e hábitos.

> Trata-se de um tipo de consciência
> não restrita a uma deliberação prévia.

Essa concepção de consciência é familiar a Gaiarsa, Damásio, Lakoff & Johnson, Dennett, Deacon, pois "em ciência cognitiva, o termo cognitivo é usado para qualquer tipo de operação mental ou estrutura que pode ser estudada em termos precisos. A maioria destas estruturas e operações são inconscientes [...] Imagens mentais, emoções e a concepção de operações motoras têm sido estudadas de tal perspectiva cognitiva [...] Muito do que nós chamaremos de inconsciente cognitivo não é, portanto, considerado cognitivo por muitos filósofos" (Lakoff & Johnson, 1999, p. 11-12).

UM JEITO ENTRE A VONTADE E A MEMÓRIA

Descartes compreendeu a vontade como uma espécie de alavanca que movia o corpo a serviço de uma deliberação prévia, a mando de uma razão que sabe antecipadamente o que faz. Para ele, o conhecimento inteligente é aquele cujo conhecimento racional antecede o movimento do corpo; implica conhecer antes de fazer.

Mas é possível compreender uma vontade não sujeita a um conhecimento prévio. Quando se trabalha com a emergência da novidade, o conhecimento prévio só pode ser compreendido como conhecimento do passado. Atlan (1992) coloca a vontade mais próxima das pulsões do corpo, como uma força auto-organizadora, movida para o futuro.

O sistema muscular organiza-se com a novidade e prepara o corpo para o futuro. As posições e as atitudes do corpo estão comprometidas com a sucessão dos instantes, portanto o passo seguinte sempre depende do passo anterior, mas não é, necessariamente, conseqüência dele.

VONTADE E MÚSCULO

A vontade pode ser entendida como um processo auto-organizador bastante inconsciente, ligada à auto-regulação contínua do equilíbrio. Essa ligação da vontade com os músculos sugere que a vontade é menos "interna", menos pulsional e mais fronteiriça. Mesmo Freud (1969, p. 106) percebeu a vontade como um impulso motor: "desejos são acompanhados de um impulso motor, a vontade, que está destinada, mais tarde, a alterar toda a face da Terra para satisfazer seus desejos. Esse impulso motor é o princípio empregado para dar uma representação da situação satisfatória, de maneira tal que se torna possível experimentar a satisfação por meio do que poderia ser descrito como alucinações motoras".

UM TRIBUTO A DESCARTES

Esse vínculo entre a vontade e o sistema biomecânico é especialmente interessante, porque permite uma compreensão inusitada de Descartes, que entendeu a lógica como característica da razão. Os mecanismos de sustentação e equilíbrio do corpo podem ser entendidos como mecanismos racionais. É possível propor que a emergência na consciência do número, da estatística e do cálculo está relacionada com o funcionamento do sistema de equilíbrio biomecânico. Este combina esforços muito complexos em seqüências precisas quanto a força, direção, sentido e tempo, das quais emergem formas organizadas que garantem a eficiência da ação.

Assim, o sistema muscular é também um instrumento de conhecimento. Gaiarsa (1988a, p. 77) acredita que nele "deve ser procurada a origem subjetiva da física e da matemática; nele também reside, creio, a lógica silogística e causal", salientando que "no caso de posições – coordenação estática – as tensões são simultâneas – e equilibradas –; no caso de gestos e ações – coordenação dinâmica – as tensões são sucessivas, e os impulsos se sucedem em frações praticamente infinitesimais de tempo – será (integral de Δf no intervalo $t_1 - t_0$). Os t (tempos) têm um valor que vai de décimos a milésimos de segundo – porque esta é a freqüência máxima de emissão de influxos nervosos entre os neurônios ativos. É fácil imaginar o quanto este modo de organização (Δf) contribui para a precisão e suavidade dos movimentos, e o quanto este tipo de organização complica a execução dos movimentos [...] Estes signos matemáticos figuram concretamente como o cálculo. Se não funcionássemos assim, não poderíamos pensar assim e muito menos inventar esta forma de pensamento. A unidade motora é o infinitesimal real que permitiu aos homens pensar em cálculo infinitesimal. Note-se incidentalmente: por que cálculo diferencial e integral? Em paralelo com sua função, seria mais acertado dizer cálculo diferenciador e cálculo integrador" (p. 149).

A FORÇA DA VONTADE E A INTELIGÊNCIA

Somos um corpo capaz de muita força, uma força que não é explosiva, mas organizada num conjunto altamente complexo de vetores e tensores. A transformação da força do corpo em movimento é um processo inteligente! É possível aceitar que princípios e métodos intelectuais correspondem aos processos do corpo que desatam, controlam e transformam essa força, como propôs Gaiarsa (1988a). Ele percebe que a capacidade biomecânica de resistir e direcionar os esforços corresponde a uma grande força física, pois "se fizermos *todos* os músculos do corpo se contraírem ao máximo (tetania), e se conseguirmos reunir todos estes esforços em um gancho único, este gancho teria força para levantar no mínimo cinco toneladas" (Gaiarsa, 1984a, p. 47).

Ponderar é balançar

O pensamento, embora envolvido com a lógica da razão, está mais comprometido com as ambigüidades e multiplicidades que emergem das oscilações, da ponderação. O pensamento corresponde aos afetos que balançam e exigem os reajustes da razão. Não podem ser retirados do acontecimento ou da sucessão dos instantes. Acontecem a cada passo.

Conhecimento e sensação

Importa, então, compreender a participação das sensações nos processos cognitivos. É possível estar mais ou menos atento às sensações do corpo, mais ou menos alienado, mais ou menos consciente das forças em processo. As sensações estão ligadas ao pensamento; no entanto, as sensações não são inteiramente reconhecidas na cultura patriarcal, na qual estamos mergulhados há pelo menos cinco mil anos, e o mais comum é que sejam perseguidas.

Um exemplo perfeito sobre a repressão das sensações são os argumentos dos inquisidores contra as bruxas, tidas como carnais demais, o que as tornava vulneráveis à sedução dos demônios.

> Não conseguir sentir o que importa é o mesmo que não saber pensar. Sentir é perceber, pelas sensações, as forças em curso, no que se transformam e para onde se dirigem.

Entender o sentido é perceber a resultante dessas forças.

Produzir conhecimento é fazer objetos

É possível entender o conhecimento como a capacidade de apreender determinadas relações, estruturas e dinâmicas que podem ser formalmente abstraídas e mantidas, e com as quais é possível interferir sistematicamente nos sistemas do mundo. Esse conhecimento universalizável, feito objeto, é favorável à tecnologia.

O jeitinho brasileiro

> Pois nada é mais importante para a sociedade brasileira moderna, individualista, industrial, do que temperar toda a impessoalidade do mundo político, econômico e empresarial com uma boa dose de intimidade.
> BARBOSA, 1992, p. 123.

O JEITINHO É BRASILEIRO?

> A concepção de igualdade brasileira se coloca como um fato, como algo dotado de substância e não apenas e exclusivamente como um direito.
> BARBOSA, 1992, p. 116.

O modo de resolver do jeitinho evoca algumas das questões envolvidas com o jeito. Embora o jeito se refira a uma condição humana, pois diz respeito ao nosso sistema sensório-motor, envolve também um traço cultural, no Brasil afirmado pelo jeitinho brasileiro.

Embora o jeito do corpo e seu envolvimento com os fenômenos da consciência sejam característica de todos os homens, parece que no Brasil atribuímos um peso especial a esse mecanismo, que é valorizado e reconhecido como uma característica do nosso modo de ser em sociedade. "No Brasil, o jeitinho, além de caracterizar uma situação específica, é elemento de identidade social. Isto é, utilizamo-nos dessa instituição para definir o nosso 'estilo' de lidar com determinadas situações" (Barbosa, 1992, p. 16). Barbosa usa a palavra "instituição" para dizer que entre nós o jeito é algo instituído, ou seja, uma situação afirmada, reconhecida, batizada.

> O conceito do "jeitinho" revela que algumas forças foram identificadas, destacadas, enfatizadas, valorizadas e assumidas como próprias. Forças que correspondem ao jeito do corpo transformado em característica cultural.

O JEITINHO BRASILEIRO E A RADICALIDADE DO JEITO

O conjunto de relações e procedimentos entendidos como jeitinho envolve uma concepção de sociedade, de homem e de natureza que responde a questões emergentes não somente no Brasil, mas em outros lugares do mundo.

O jeito remete a uma certa compreensão que trata do envolvimento evolutivo da consciência humana no ambiente em que a novidade e a transformação têm papel relevante. O jeito é característico do sistema sensório-motor e da consciência envolvida no ambiente e na cultura humana. O jeitinho brasileiro pode ser entendido como uma afirmação da radicalidade do jeito e envolve uma cosmovisão corporada, um projeto de cultura e uma filosofia do jeito.

A MÁ FAMA E UM DRAMA FAMILIAR

O jeitinho brasileiro não é visto com bons olhos por todos.

Ele tem uma má fama que envolve um drama familiar. E para falar de família, nada melhor do que os psicanalistas. Contardo Calligaris, analista lacaniano, e Roberto Gambini, analista junguiano, desenvolveram análises sobre a mente brasileira com fundamentos psicanalíticos.

O MAU PAI E O IMPERATIVO DO GOZO

Calligaris (2000, p. 79) vê no jeitinho a conseqüência dos nossos problemas com a função paterna. Esta seria o "que me limita, me coíbe e, por assim dizer, em troca, me outorga uma cidadania, um lugar simbólico e alguns ideais de referência". O autor elabora essa idéia com base na experiência do colonizador e do colono, que ele propõe serem figuras retóricas dominantes do discurso brasileiro.

O colonizador teria recusado a interdição usurpando o poder do Pai para gozar sem limites a mãe substituta, a terra brasileira. Veio "ao mesmo tempo demonstrar a potência paterna e exercê-la longe do Pai" (p. 16). Enfraquecida a função paterna, seu imperativo é gozar sem limites, mas vive frustrado, porque goza num corpo substituto e não naquele que realmente deseja, a mãe Europa.

O colono veio para encontrar um novo Pai que lhe desse um nome com o qual pudesse se afirmar como sujeito: "ele não vem fazer gozar a América, mas, na América, se fazer um nome. Procura aqui, numa outra língua, um novo Pai que interdite, certo, e de repente o reconheça" (p. 20). Mas, ao chegar, encontrou um colonizador que vivia sob o imperativo do gozo e que traiu suas esperanças, transformando-o num escravo: num corpo e não num sujeito. Ambos teriam problemas com relação à filiação: um rejeitando, outro desconfiando.

A LEI PARA O GOZO

A referência paterna, então, não se realiza na esfera da Lei, mas no imperativo de um gozo sem limites: "fui desenvolvendo a idéia que a uma função paterna, aqui no Brasil, é pedido que se legitime não me limitando, mas – ao contrário – me presenteando com a sua prodigalidade" (p. 80).

Quer dizer, o Pai não é reconhecido na capacidade de instaurar a Lei, mas na prodigalidade do gozo.

Entre nós, o Pai renegou sua filiação para usurpar o lugar do Pai e gozar sem limites na mãe substituta, a terra brasileira. Com isso, renegou sua condição ideal. Portanto, "responder ao mandamento paterno seria então paradoxalmente burlar a Lei, qualquer Lei, numa inevitável desintegração do tecido social" (p. 48).

Para esse psicanalista, o jeitinho é um "epifenômeno da marginalidade", não somente ligado ao comportamento do colonizador explorador, mas também ao do colono, para quem burlar a lei é afirmar-se como sujeito contra uma lei a serviço do gozo, que pretende reduzi-lo a um corpo, como escravo, pois "a Lei necessariamente só pode aparecer como a expressão de uma violência e sustentada por ela" (p. 112).

Um exemplo de discurso erudito negativo sobre o jeitinho

A análise de Calligaris remete ao campo do discurso negativo erudito sobre o jeitinho, observado por Lívia Barbosa (1992, p. 60). Esse discurso entende que "nos países onde ocorreu uma colonização de origem anglo-saxã, as coisas são vistas diferentes. As leis, as regras são percebidas como sendo mais de acordo com a prática social e o povo mais ordeiro e disciplinado. A idéia predominante é que aqui nada funciona, as coisas não são sérias e o casuísmo é a tônica de todos os setores da sociedade".

No decorrer da sua análise, Calligaris traça um paralelo com a Europa, mostrando que lá o bandido tem mais consciência do custo-benefício, que as pessoas tem mais consciência do prazer obtido pelo esforço, que seus nomes próprios são escolhidos com critérios mais significativos, que nos Estados Unidos o protestantismo favoreceu o distanciamento necessário para uma autofundação de sucesso etc.

A LEI E A CRUELDADE
Vale, portanto, lembrar que a Lei gerou episódios bastante cruéis na Europa. Um episódio narrado por Montaigne é exemplar. Ele diz que alguns sujeitos foram condenados à morte por um crime que não cometeram. Quando sua inocência ficou provada, depois de já ter ocorrido o julgamento e a sentença, o caso voltou à justiça e, ainda assim, a condenação de execução foi mantida, mesmo diante da certeza da inocência: "deliberam então os juízes sobre se devem sustar a execução da sentença já proferida; ponderam o imediatismo do caso, e as conseqüências que podem advir para os julgamentos futuros; e concordam em que a sentença era válida porquanto juridicamente certa. E os pobres diabos foram enforcados em holocausto ao formalismo da justiça" (Montaigne, 1996, p. 360). Eis o extremo da prioridade da Lei, do nome do Pai, da instância ideal.

IGUALDADE PERANTE A LEI
Na sociedade norte-americana, a igualdade dos indivíduos é entendida como igualdade perante a lei, num sistema legal apoiado em princípios gerais capazes de garantir as liberdades individuais. A igualdade perante a lei está a serviço da proteção e da garantia das diferenças subjetivas.

Trata-se de um sistema no qual o homem é valorizado pela sua capacidade de se apoiar sobre si mesmo, com base na subjetividade e na autonomia radical, e corresponde à expressão *self-reliance*: "os avanços e os recuos na vida de cada pessoa estão condicionados aos seus próprios méritos. O *self-reliance* nega a importância de outros indivíduos na vida de cada um e acredita que a capacidade de se valer apenas de si mesmo é o fundamental" (Barbosa, 1992, p. 113).

O JEITINHO EM PÉ DE IGUALDADE

As situações de jeitinho estão apoiadas numa outra concepção de igualdade, uma igualdade diante da condição humana. São diferentes, portanto, das situações de privilégio ou de rabo preso. A conhecida expressão "sabe com quem está falando?", por exemplo, liga o desrespeito à lei ao desrespeito ao indivíduo, porque alguém impõe um suposto direito hierárquico, sustentando uma vantagem pessoal. Livia Barbosa (1992) repara que o jeitinho, ao contrário, liga o desrespeito à lei ao respeito ao indivíduo, porque o que está em jogo é o reconhecimento da fragilidade da condição humana – um princípio de igualdade. O jeitinho envolve sempre solidariedade, nunca vantagem pessoal, como na sonegação, por exemplo

JEITINHO NÃO É DÍVIDA

O "sabe com que está falando?" é característico das elites brasileiras mais comprometidas com as relações de favor e lealdade, com base no poder, que não podem ser confundidas com o jeitinho. Este envolve características tanto das relações de lealdade, herança da sociedade colonial paternalista, como das relações individuais implantadas no processo de modernização do século XX. Décio Saes (1984, p. 45), tratando da origem da classe média no Brasil, mostra como "a concentração acelerada da propriedade fundiária na região Centro-Sul, conseqüência da expansão econômica cafeeira, determinou o deslocamento de uma parte das famílias de proprietários de terras para as cidades [...] Os laços familiares e sociais entre estas camadas 'despossuídas' e a classe dominante agrária, assim como sua participação comum num mundo de valores 'aristocráticos' e pré-industriais, incitaram as oligarquias à prática do apadrinhamento [...] A proteção era primordialmente paga em termos de lealdade".

Então, as camadas médias ocuparam os melhores cargos na burocracia do estado, o que abriu espaço para que viessem a ser advogados, médicos, gerentes de banco etc. vinculados idealmente à oligarquia. Mas algo diferente teria acontecido com aqueles que estavam distantes desses vínculos, como as massas rurais que iam para a cidade não para fugir da decadência social, mas com a esperança da ascensão social. Essa camada, então, desenvolve vínculos por meio de forças diferentes daquelas, pois "se as melhores posições estavam cobertas por 'relações de lealdade', a margem de indiferença oligárquica em relação aos setores inferiores permitia aí a operação de critérios mais impessoais de recrutamento. As manifestações urbanas no Rio de Janeiro são a tradução ideológica desta margem de liberdade, o afastamento do mundo oligárquico permitia a emergência à superfície das disposições ideológicas engendradas pela simples 'situação de trabalho', e sua concretização política em função das possibilidades abertas pela etapa do desenvolvimento capitalista e da estrutura de classes" (p. 45).

Originalmente, então, os favores que privilegiam a desigualdade herdada correspondem mais às camadas privilegiadas e menos às camadas desfavorecidas. E a noção de igualdade individual corresponde mais às organizações de trabalho urbano das camadas mais pobres, onde se desenvolveram, também, laços fortes de solidariedade grupal.

O JEITINHO ENTRE O INDIVÍDUO E A PESSOA
O jeitinho não corresponderá a uma característica de classe, será uma espécie de resultante híbrida entre as relações de

favor e as relações individuais, um desdobramento dessas forças, transformando-as em outra coisa. O jeitinho acontece com a aproximação das concepções modernas e igualitárias ao sistema de valores que privilegia as relações pessoais. A concepção de igualdade entre nós envolve a idéia legal e substancial, e "a adequação destes dois tipos de igualitarismo existentes na sociedade brasileira é dada na nossa prática social e nas nossas representações por um 'eixo vertical situacional'. Isto é, por um eixo de necessidades construído para cada situação particular. O direito de todos à igualdade é, permanentemente, relativizado pela igualdade de fato entre todos. O mecanismo do jeitinho sintetiza justamente essa vinculação" (Barbosa, 1992, p. 117).

MÃE BRASILEIRA
Para o analista junguiano Roberto Gambini (1999, p. 32), o primeiro brasileiro foi filho de um português com uma índia, porque não vieram mulheres nas primeiras caravelas. Dessas relações entre portugueses e índias, muitos filhos não eram aceitos nem na tribo nem entre os brancos: "um menino brasileiro, filho de pai português e mãe tupinambá, não tinha lugar na corte quinhentista, era um pária, um fruto do acaso. Também não pertencia ao mundo da mãe. Ele não tem saída. Vai ficar vazio, à espera de que algo seja construído".

Desses relacionamentos entre brancos e índias muitas vezes se formavam famílias, e a índia era batizada por algum jesuíta, que abençoava o casamento. O filho desse tipo de união era criado como católico, e a mãe não podia transmitir a ele sua cultura: "ficará reduzida apenas à sua função biológica, porque, psiquicamente, ela não pode ser mãe [...] ela não poderá integrar o seu filho na sua ancestralidade" (p. 42). "A mitologia, a religião, a consciência, o imaginário, a postura diante da vida. Tira-se tudo isso e fica-se só com a materialidade da coisa" (p. 43). A rejeição da cultura materna, da sua "alma", prejudicou o desenvolvimento do arquétipo da Grande Mãe entre nós de uma maneira bem peculiar.

STATUS ESPECIAL DESTINADO À CRIANÇA

Sabe-se que as índias cuidam bem das suas crianças. Gambini (1999, p. 36) diz: "o comportamento tradicional de uma mãe indígena, logo depois de dar à luz, é botar o bebezinho na anca ou no peito, apoiado numa tipóia de algodão, onde ele vai dormir e dar mamadinhas intermitentes o dia inteiro. Não é a mamada das nove, a mamada das dez. Ele mama um minuto e dorme, depois acorda, mama mais um minuto e dorme. É uma criança que não chora, satisfeita com a cara no peito da mãe. Nós temos aí um modelo bastante importante e positivo de relação entre mãe e filho".

> É possível supor que haja entre nós uma instância simbólica que confere um *status* especial às crianças, apoiada nesse passado indígena, mas sufocada pela repressão cultural do pai europeu.

Mas mesmo do europeu pode ter vindo uma influência de valor especial à criança, que se somou no inconsciente coletivo brasileiro. Uma festa popular e pagã que acontecia em Portugal veio para o Brasil: a festa do Espírito Santo. Nela, era celebrada a época futura na qual os meninos iriam governar a terra, na qual haveria comida para todos e não mais existiria gente presa em cadeias. Essa festa e essa idéia, proibidas em Portugal pelas forças da inquisição, vieram para o Brasil, onde se realizaria a era do Espírito Santo. Essa é a Festa do Divino.

Calligaris (2000), sustentando seu discurso negativo, não concorda que haja entre nós um *status* simbólico especial destinado às crianças. Ele se espanta com o espaço que as crianças brasileiras têm nas lojas, nas festas, nos restaurantes e o quanto seus gostos são satisfeitos. A esse modo brasileiro de tratar as crianças ele atribui o imperativo do gozo: as crianças são criadas para gozar o que os pais não gozaram, também em uma situação de dominação, porque as crianças pobres são tratadas como corpo a ser gozado, como escravo e não como ser. Por isso não nos chamaria a atenção o sofrimento das crianças pobres.

Gambini (1999) acredita que existe um *status* especial destinado às crianças, mas propõe que ele convive com a repressão do arquétipo da mãe indígena pelo pai europeu. Calligaris acredita que a proteção social da criança depende da lei, que deveria ser instaurada pelo pai. Gambini propõe que deve emergir da tradição materna indígena esses fundamentos, até porque "o princípio feminino estava muito mal colocado na civilização européia" (p. 34), o que ficou absurdamente claro na Inquisição.

Perseguição da mulher pelo pai inquisidor

O português que aqui chegou vinha da Europa inquisidora, cujas principais vítimas foram as mulheres. A inquisição desenvolveu com o máximo radicalismo a idéia de que o corpo é pecaminoso e o transcendente a salvação. O seguinte trecho foi retirado de *O martelo das feiticeiras*, escrito pelos principais teóricos da inquisição, Heinrich Kramer e James Sprenger (2004, p. 322), prefaciado pelo papa Inocêncio VII e publicado em 1484: "Com relação ao encantamento dos seres humanos por meio de íncubos e súcubos, convém notar que tal pode ocorrer de três modos. Primeiro, como no caso das próprias bruxas, quando as mulheres se prostituem voluntariamente e se entregam aos íncubos. Segundo, quando os homens mantêm relações com súcubos; embora não pareça que os homens forniquem com o mesmo grau de culpabilidade; porque, sendo intelectualmente mais fortes que as mulheres, são mais capazes de abominar tais atos".

A inferioridade e a periculosidade das mulheres é desenvolvida sistematicamente ao longo do livro, como nesse outro trecho: "essa perfídia é mais encontrada entre as mulheres do que em homens, conforme nos ensina a experiência; para os ainda mais curiosos a respeito da razão desse fenômeno, acrescentamos o que já foi mencionado: por serem mais fracas de mente e de corpo, não surpreende que se entreguem com mais freqüência aos atos de bruxaria [...] a razão natural é que a mulher é muito mais carnal do que o homem, o que se evidencia pelas suas muitas abominações carnais" (p. 116).

Sua religião entendia que o mal deveria ser mais do que evitado, deveria ser eliminado, pois "não há remédio contra tais práticas, a menos que os juízes erradiquem todas as bruxas ou, pelo menos, as castiguem como exemplo para todas as outras que, por ventura, desejem imitá-las" (p. 322). O que resultou disso é que aproximadamente cem mil mulheres foram assassinadas, constituindo pelo menos 85% das execuções, como mostrou Rose Marie Muraro no prefácio da tradução para o português desse mesmo livro.

Foi essa visão anticorpo e antimulher que chegou até nós por meio dos homens que viajavam nas caravelas.

SOMBRA DO PAI

Gambini (1999, p. 52) acredita que o português projetou nesta terra e em seus habitantes a sua sombra, assim como estava fazendo com as mulheres na Europa, "esse cristão, todo cheio de si, está com uma sombra que está virando um bicho peludo que precisa vir pra fora. O que ele faz? Traça-se uma linha de segurança e declara: 'lá no quintal pode, mas não me venha com ela pra sala'. Isso é o novo mundo".

É possível dizer que a sombra é aquilo que sentimos e pensamos e que não é aprovado pela visão que fazemos de nós mesmos, com a qual estamos identificados. Para Gaiarsa (1988), as identificações são padrões de ação, organizadas nos músculos, que se impõem sobre outras tendências de um sistema motor essencialmente ambíguo. Essas tendências afetam a identificação, ameaçam o equilíbrio da postura e podem causar uma queda, são sentidas como uma ameaça: portanto, são o "mal", mas também uma força renovadora, como a sombra.

Características da mente européia correspondem aos problemas que podem ser identificados nos descendentes brasileiros. Também aqui foi o lugar onde a sombra pôde vir à tona e assumiu o comando (Gambini, 1999). A sombra foi colocada em movimento, mas também é do contato com a sombra que podem emergir as forças criativas, capazes de ameaçar as velhas estabilidades.

EROS INDÍGENA

Nosso índio não tinha a mesma percepção européia que demonizava o corpo. Ele tinha mais Eros, estava mais próximo do gosto pela vida, era mais lúdico. Não fazia parte da tradição que puniu Eva com um parto difícil e Adão com o suor do trabalho. Por isso Gambini (1999, p. 20) sugere que "o índio projetava seu Eros no Branco. Só que o invasor não tinha Eros, e foi por isso que os índios se ferraram" (p. 20).

O Pai onipotente e sem Eros projetou a sua sombra sobre nós. Vivemos uma ilusão a respeito da sua superioridade e, ao mesmo tempo, nos identificamos com a sombra projetada ("somos maus mesmo"), o que nos faz querer um reconhecimento que nunca é dado. A atenção da mãe que nos acolhe não interessa, ela não tem valor, pois foi ela a condição do erro do Pai: nós mesmos. Uma recuperação dos valores da mãe índia pode nos ajudar a superar a "maldição" do Pai. Esses valores referem-se à vida em comunidade, sexo, crianças, morte, enfim.

Arquétipos e o jeito do corpo

Gambini (1999) propõe que os arquétipos que povoavam as mitologias das culturas indígenas continuam povoando o inconsciente coletivo brasileiro. Os arquétipos correspondem a um processo psíquico da coletividade humana, ligados ao que Jung entendia ser um inconsciente coletivo. Os arquétipos também podem ser entendidos como "grandes modos coletivos (de muitos – de todos) de exprimir/organizar e/ou conter sentimentos" (Gaiarsa, 1984a, p. 86), ou seja, são modos psicomotores de elaborar afetos, são forças sensíveis. Assim, "objetos simbólicos abstratos, como o teorema de Pitágoras, guiam o projeto e construção de inúmeros artefatos humanos, todos os dias [...] Mesmo mundos imaginados – Olimpo, Valhalla, céu, inferno, o 'outro lado' – influenciam o comportamento das pessoas neste mundo [...] Estas representações abstratas têm uma eficácia física. Elas podem e mudam o mundo. Elas são tão reais e concretas como a força da gravidade ou o impacto de um projétil" (Deacon, 1997, p. 453). Estão, portanto, ligados a comportamentos e correlatos mentais que, embora comprometidos com a cultura e o aprendizado específico, extrapolam o espaço e o tempo determinados.

O que elabora e toca o significado é sempre uma força que abala o corpo, sempre será uma tendência de movimento, um empurrão, um puxão, um redirecionamento, mesmo que venha como uma palavra lida ou falada – sempre provocará algum movimento, seja no olhar ou na respiração, o qual invariavelmente afetará o conjunto, porque nada no corpo se move sem que todo o corpo se envolva.

Portanto, importa deixar emergir as imagens ligadas à mãe índia, favorecendo o desenvolvimento de um curso de ação mais situado, mais favorável ao desenvolvimento da nossa razão de ser. É bom reforçar que são "imagens mais antigas do que os mitos gregos, que têm cerca de cinco mil anos. São imagens equivalentes àquelas que estão na corrente central da cultura na Índia, na literatura védica, por exemplo. São conterrâneas às antiquíssimas imagens africanas, anteriores às imagens da civilização egípcia, da alta civilização asteca, inca e maia, porque são mais primitivas [...] elas estão guardadas apenas na memória das populações indígenas e já se difundiram pouco a pouco pelo imaginário, integrando o inconsciente coletivo brasileiro" (Gambini, 1999, p. 89).

Edgar Morin (1973, p. 185) disse que "uma cultura aniquilada deixa restos de 'mensagens', de pólens, que seguem no carro dos invasores. Uma cultura morre, mas fragmentos do seu código podem infiltrar-se, como vírus, no código cultural da sociedade bárbara, nele sobreviver e, finalmente, contribuir para formar outra civilização. O turbilhão destruidor da história, ao varrer em todas as direções as culturas em migalhas, também dispersa esporos". Entre esses esporos está a cosmovisão de nossa mãe índia e seus valores, até aquela instância simbólica que confere à criança um lugar especial entre nós, embora parcialmente submergida entre outras forças.

SER... BRASILEIRO... E ESTAR... NO BRASIL:
UM PENSAMENTO FORA DO LUGAR

O desenvolvimento do pensamento filosófico brasileiro foi historicamente prejudicado por ter olhado a filosofia que se fazia na Europa como um objeto, não como um processo que dizia respeito às questões relativas ao modo de viver europeu. Isso prejudicou uma resposta filosófica às nossas próprias urgências históricas e existenciais. Roberto Gomes (2001, p. 51) repara que até hoje ainda sobrevive um certo resíduo disso quando, "querendo ser sério – para então ser levado a sério –, policia-se: o que pensar, o que ler, o que escrever". Esse mesmo autor repara que "hoje, a força tirânica do mercado financeiro está em vias de conseguir aquilo que regimes totalitários, de direita e esquerda, não conseguiram ao longo do século XX: a destruição da memória e das individualidades – o jaleco maoísta, o uniforme dos serventes do McDonald, talvez – a pretexto de uma infernal máquina auto-reguladora que, a partir do dinheiro eletrônico, fabricaria milagrosamente mais dinheiro" (p. 114).

INFLUÊNCIA DO ECLETISMO NO BRASIL

O ambiente filosófico no Brasil tem uma influência peculiar do ecletismo, corrente filosófica desenvolvida por Cousin, filósofo oficial da corte de Luiz Felipe. Severino (2002, p. 60) diz que a influência "deste ecletismo correspondeu às necessidades ideológicas do regime imperial. O sucesso desta tendência filosófica parece dever-se ao fato de, a partir de 1830, haver ela tomado uma orientação conciliadora entre as várias correntes de pensamento pois que, na expressão de Taine, o ecletismo propunha a todos os sistemas uma espécie de tratado de paz".

Gomes (2001, p. 37) acredita que o ecletismo no Brasil adquiriu o caráter de uma ideologia da conciliação, comprometida com a idéia de que o máximo de esclarecimento se configuraria "num espírito aberto e não-dogmático", capaz de captar "o melhor" das mais diferentes idéias. Essa idéia de "espírito aberto", casada com outras, como da "bondade brasileira", da "cordialidade" e das "revoluções sem sangue", resultou, para Roberto Gomes, num outro mito, o do Espírito da Imparcialidade: "fica claro neste mito que, se ainda não criamos qualquer posição filosófica nossa [...] retratamos nossa hesitação em assumir um ponto de vista que nos permitisse uma síntese original" (p. 37).

HESITAÇÃO DO CORPO E DO PENSAMENTO

A hesitação do corpo pode ser relacionada com o que Gomes diz tratar-se da "hesitação em assumir um ponto de vista". A hesitação biomecânica corresponde ao processo de formação das atitudes. A hesitação corresponde ao aumento das oscilações do equilíbrio do corpo enquanto ainda não emergiu uma forma definida; das oscilações surgem e desaparecem esboços de atitudes carregadas de possibilidades e ambigüidades. Cada uma dessas possibilidades corresponde a um roteiro possível, que pode ser imaginado ou "argumentado" numa fala interior. A hesitação cessa quando a atitude é definida para apoiar uma ação determinada. As atitudes são a preparação do corpo para uma relação específica, são a forma que o corpo assume para apoiar uma ação. Quando empurramos alguma coisa, a atitude é a forma que o corpo assume para fazê-lo.

Se de fato o pensamento filosófico brasileiro ainda sofre as conseqüências de um alheamento histórico com relação às nossas urgências, então é possível concordar que nossas atitudes filosóficas ainda são apenas esboçadas, pois que depende de uma boa percepção do objeto e da situação. A atividade filosófica das atitudes hesitantes será capaz de desenvolver percursos mentais variados e complexos sem, no entanto, servir de base para alguma ação específica.

A atitude é desenvolvida na relação. Mas pode se transformar em predisposição: quem aprendeu a agir sob a pressão de um ditador, por exemplo, desenvolveu atitudes (de obediência ou de rebeldia, por exemplo) que vão influenciar na dinâmica e na configuração das relações futuras. Uma atitude pode construir o objeto a ela correspondente. Ela pode ser um "jeito preconceituoso" que impõe sua forma ao mundo, sem se deixar tocar pelo que ele tem de novidade e originalidade.

DAS ATITUDES À AÇÃO

Como a organização muscular é composta de elementos antagônicos, a atitude pode conter mais de um ato latente. Uma mesma atitude pode favorecer o ataque ou a fuga, por exemplo, o que favorece a versatilidade e a habilidade. Isso significa que são equívocos os sentidos das tensões; a síntese dos vetores depende do conjunto tensional que é a atitude, cuja composição está relacionada com a ação. Antes da ação, propriamente dita, as atitudes não estão completamente definidas. Essa ambigüidade das atitudes pode ser relacionada com os muitos modos de falar de uma situação antes de a ação se definir. A sensação que emerge na consciência é de ambigüidade, de que as coisas estão vagas, com muitas possibilidades diferentes ou divergentes.

As atitudes formam-se como preparação mecânica do corpo ao ato, mas também podem provocar outras tantas ações ao afetarem os corpos que se preparam para interagir com elas.

IMPOSTOR "FORÇA A BARRA"

A impostura também contribui com as dificuldades de desenvolvimento de uma síntese original capaz de superar a hesitação, seja ela da atitude ordinária ou da filosofia. A impostura corresponde à postura forçada, à relação falsa entre uma atitude e um objeto ou situação. A impostura "sugere que a minha posição é uma pose – ou que meu palco não existe" (Gaiarsa, 1984a, p. 112).

A impostura está ligada ao caráter "sério" da filosofia em alguns ambientes intelectuais. Um sério a serviço da máquina social. "É esta máscara séria que vem sufocando o pensamento brasileiro, onde ela mais profundamente aderiu ao rosto [...] Vale dizer: mesmo que se trate de especulações sem qualquer raiz na realidade que nos circunda" (Gomes, 2001, p. 16). Seria então preciso passar-lhes uma descompostura! Fazer perder a pose.

A DESCOMPOSTURA DO JEITINHO

Roberto Gomes (2001, p. 43) relaciona o jeitinho com as dificuldades de assumir posição, numa situação onde "o máximo do ridículo é ser apanhado crendo. Numa atitude dissolvente que sempre nos acompanha, ao modo de manter um pé atrás, nos afastam das posições a assumir. Daí, o jeito". Ele acredita que o jeitinho impede que soluções efetivas sejam realizadas, que soluções radicais sejam pensadas, impede a formação de atitudes que façam de fato diferença.

No entanto, o jeitinho não implica a confusão perceptiva, mas a capacidade de perceber forças circunstanciais, em que as pessoas não são igualadas na dissolvência das atitudes, mas na emergência de situações peculiares nas quais é possível identificar a vulnerabilidade da condição humana.

> O jeitinho exige uma atitude e não se deixa esmagar pela impostura: pela incompatibilidade entre a pose, o objeto e a situação. Ele força uma aproximação.

O jeitinho age como um fator de dissolução não das atitudes em geral, porque é uma exigência de "deixar-se tocar", e permite que saiam da marcha ou do trilho atitudes predeterminadas. Exige uma retomada de posição e a emergência de novas atitudes.

> O jeitinho é tão renovador como a queda!

O risco de queda das situações novas "desperta a consciência". O mesmo processo cognitivo de mapeamento da relação corpo-objeto acontece diante das situações "humanas". Uma situação surpresa exige do corpo um novo posicionamento, uma nova forma. Novas atitudes e, com elas, novas posições. Esse processo de emergência da nova forma a partir do desequilíbrio põe os sentidos em alerta, aumentando as oscilações do corpo e o risco de queda. Antes de se perceber o que está acontecendo e de o corpo se posicionar, fica-se um tempo sem forma. Do ponto de vista do sujeito, fica-se "sem eu", sem jeito, o que exige emergência da consciência. Por isso "a consciência 'está' – na verdade 'se forma' – onde há um ajuste delicado a realizar, onde uma relação está perturbada, onde algo novo germina" (Gaiarsa, 1988a, p. 128).

> A situação de jeitinho pode ser entendida
> como capaz de despertar a consciência
> por meio do imprevisível, pois exige
> atitude e retomada de posição.

Tenda e nacionalismo

A necessidade de uma síntese filosófica original que leve em consideração aspectos como o jeitinho não tem como conseqüência uma leitura nacionalista. Gomes (2001, p. 118) repara que "não se trata de ancorar o pensamento numa ideologia nacionalista. A questão coloca-se a partir da natureza da própria filosofia e não da natureza da nação. A filosofia, ao contrário da visão anedótica, jamais foi uma construção arbitrária e etérea sem referência a tempo e lugar". Isto serve para a natureza da ação, do jeito do corpo. Não se trata de conduzir a ação conforme uma visão de mundo previamente elaborada e desconectada das forças das circunstâncias. Uma visão de mundo previamente elaborada é inevitável, porque nosso mundo é organizado dentro das relações, sejam elas naturais ou culturais. Situar-se é perceber as forças com as quais estamos envolvidos e das quais somos formados, sabendo que o passo seguinte sempre pode surpreender, enquanto pode nos levar ao encontro de forças novas.

Mais do que um comprometimento com uma síntese abstrata que justifique uma razão de ser e fazer, como é o caso do nacionalismo moderno, trata-se de um compromisso com o devir, pois "é o devir que gera o futuro e a criação do novo. Nele não há o esperado nem o previsível que se busca nas causas" (Gomes, 2001, p. 122).

O que é radicalizar?

A preocupação com um pensamento que tem dificuldade de elaborar diferenças, envolvido com a dissolução de posições, e que evita ser "radical" nos leva para a questão da originalidade. Mas originalidade e radicalismo são conceitos irmãos, na medida em que envolvidos com a raiz e o lugar.

A preocupação com a originalidade não remete à idéia de uma origem causal que justifica e legitima as ações sucessivas. A raiz da origem é o fato de que, querendo ou não, sempre estamos enraizados em alguma situação. Uma preocupação com a origem exige a compreensão do processo singular com o qual estamos envolvidos. E, em termos mais apropriados para este livro, ela é um jeito do corpo: uma atitude que sustenta uma posição.

Roberto Gomes (2001, p. 22) também repara que, a respeito da descoberta da originalidade brasileira, "descobrir-se é encontrar-se em, pelo simples fato de não haver um 'outro' que eu deva descobrir – desde o início sou eu quem está em questão [...] verificamos que a questão sobre estar permanece além de todas. Assim, desde o início, a questão a respeito do que eu sou remete à pergunta: onde estou? E onde estou: num tempo, num lugar, entre coisas que me rodeiam, pessoas com quem falo. A consciência é primariamente este contato com a proximidade, com os contornos que imediatamente me chocam, exigem e perturbam. Estou em determinado lugar e, a partir dele, principio a ser. Antes estou, depois sou".

O mito da imparcialidade acaba implicando uma recusa em estar no Brasil, já que dificulta a percepção dos contornos que nos cercam. Mais ainda, dificulta a elaboração da razão de ser brasileiro, já que esta emerge da perspectiva. Gomes (2001, p. 42) diz que "só deste estar poderíamos extrair um critério seletivo nosso, reivindicando nosso ser". Do ponto de vista do sistema sensório-motor é exatamente isso; "é das maquinações da perspectiva com relação ao objeto e do mapeamento que o cérebro faz da relação entre o corpo e o objeto que emergem a consciência e o eu como seu fundamento" (Damásio, 2000).

O sentido de ser está completamente comprometido com a localização, com a espacialidade, com o estar – que é determinante no desenvolvimento da razão de ser. Assumindo que estamos no Brasil, olhando o que se encontra à nossa volta, poderemos nos situar desenvolvendo uma síntese original, uma razão de ser brasileira apoiada numa atitude original.

UMA QUESTÃO DE POSIÇÃO

Damásio (2000, p. 190) também propõe que "tudo que ocorre em sua mente se dá em um tempo e em um espaço relativos ao instante no tempo em que seu corpo se encontra e à região do espaço ocupada por ele". Lakoff e Johnson (1999, p. 30) também dizem que "os conceitos de relações espaciais estão no coração do nosso sistema conceitual". Parece fazer sentido, então, a idéia de Roberto Gomes de que precisamos reconhecer que estamos no Brasil agora para desenvolvermos um pensamento localizado, nossa própria razão de ser e uma síntese filosófica original. Mesmo porque as atitudes são inevitáveis, não existe possibilidade de existir sem forma, embora seja possível existir de um modo impostor.

O JEITINHO É UM PALIATIVO?

Roberto Gomes (2001, p. 49) acredita que o jeitinho é responsável pelas nossas posições rudimentares, pois "como expressão da razão conciliadora, é um dos produtos mais lamentáveis, de potencial despótico e conservador", porque comprometido com o "fazer o que se bem entende, desde que escondido", dificultando o desenvolvimento de atitudes radicais. Portanto, apoiaria o extremo formalismo burocrático, característico das nossas instituições, contra o qual o jeitinho, paradoxalmente, afirma um pretenso "humanismo" que "guarda a noção de que por trás das formalidades se encontram valores mais respeitáveis do que um 'eu' 3 por 4. O jeito é, portanto, uma maneira marota de desrespeitar a extrema formalidade em respeito a valores maiores" (p. 45). Ele não vê o jeitinho envolvido com a elaboração de atitude radical peculiar, que pode levar a um autêntico modelo social alternativo, diferente do modelo da sociedade patriarcal brasileira e do modelo institucional implantado pela sociedade industrial.

Calligaris (2000, p. 113) desenvolve uma concepção sobre o jeitinho, que vai nesse sentido de esperança e fracasso: "sua nobreza tem que ser considerada numa estrutura onde a origem da lei aparece como uma prepotência escravizante, e o ato nas margens é o lugar onde se espera uma dignidade de sujeito. Deste ponto de vista, o jeitinho não parece ser o símbolo de um crônico subdesenvolvimento simbólico: ele é também uma esperança".

Para ambos, o jeitinho é uma espécie de "tapa-buraco" que resolve a situação enquanto uma solução mais definitiva não se realiza. São concepções que entendem que o jeitinho acabaria na medida em que resolvêssemos nossos problemas.

VALORES COTIDIANOS E UM
MODELO IMPOSTOR DE SOCIEDADE

Lívia Barbosa (1992) reparou que no Brasil há uma dificuldade em relacionar alguns valores cotidianos, como amizade, simpatia e relação pessoal, com uma certa expectativa relativa a um modelo de sociedade: as sociedades modernas anglo-saxônicas. Dessa dissociação emergem alguns discursos negativos sobre o jeitinho, que não conseguem integrar esses valores cotidianos da vida particular com representações sobre o que deve ser o Brasil, como modelo de sociedade.

O jeitinho não é uma solução paliativa, mas um procedimento que mobiliza valores com os quais é possível pensar numa concepção própria de homem e na sua relação com a natureza e a sociedade. O jeitinho não corresponde a um costume inconseqüente ou a um desvio cultural que desaparecerá com o "desenvolvimento" econômico ou histórico. Trata-se de um procedimento apoiado em um processo cognitivo, que é o jeito do corpo, característico de todos os homens, e que na cultura brasileira se afirma na aceitação da capacidade de articular uma regra geral abstrata e universal com a solidariedade das relações pessoais contextualizadas.

DE GOTA EM GOTA...

O jeitinho faz emergir da homogeneidade um acontecimento singular, favorecendo o desenvolvimento de atitudes e posições heterogêneas. A idéia de que lhe falta um radicalismo supõe que a situação é resolvida de modo a não mexer para valer nas estruturas em questão. Mas é possível supor que um movimento anárquico invisível é fundamental diante das imposições da cultura de massa da sociedade globalizada. O jeitinho pode ser entendido como uma posição radical, de característica anárquica.

As modificações da postura obedecem a condições muito variáveis, capazes de compor uma infinidade de situações, por meio da variabilidade das posições e das atitudes. A capacidade de mudança do corpo comporta variações numa velocidade muito maior do que aquelas dos sistemas instituídos de organização social. No entanto, são essas pequenas e variadas mudanças e modos de relacionamento cotidianos que formam predisposições que compõem mudanças radicais e efetivas em longo prazo.

As pequenas mudanças em um sistema, mesmo natural, provocam ao longo do tempo uma mudança de proporções maiores. Atlan (1992, p. 181) diz que "a organização hierarquizada implica que mudemos de escalas de tempo e espaço ao passarmos de um nível (mais geral, mais global) para outro (mais particular, mais individualizado). A evolução do primeiro se mede em escalas de espaço-tempo diferentes das do segundo, e é por isso que um sempre pode se afigurar imóvel e estável em comparação com as escalas do outro. Como nosso aparelho cognitivo, consciência-inconsciência desempenha um papel de auto-organização da memória, simultaneamente no indivíduo (em nosso psiquismo) e na sociedade (pela cultura, pelo conhecimento e pelo saber), há uma possibilidade inteiramente específica de vaivém de um nível hierárquico a outro, com as percepções simultâneas de movimento e imobilidade que isso implica".

ATITUDES DO CORPO COMO FATO SOCIAL

As reflexões de Roberto Gomes na *Crítica da razão tupiniquim* são sobre uma onda de pensamento da elite intelectual brasileira, não do povo. O pensamento popular talvez se expresse melhor na seguinte fala de Mano Brown, reproduzida aqui com fidelidade ao significado, mais ou menos literal: "aqui na favela a gente tem posição, posição mesmo, não de papel, não de posição falada, escrita. É obrigado a ter, porque se não tem no outro dia você aparece morto mesmo"[3].

Trata-se da atenção às urgências, de um modo de viver mais atento ao exame e à organização da orientação, da colocação e da disposição do corpo, próprio e do outro. Um modo de viver atento à preparação dos corpos. Muito próximo do que Roberto Gomes fala a respeito da filosofia no

---

3   Depoimento extraído de documentário sobre o *hip-hop* exibido pela TV Cultura, em 21 de novembro de 2003.

Brasil e do que Gaiarsa afirma sobre os processos de comunicação humana: passar das palavras para as atitudes. Mesmo porque "as atitudes não são apenas processos mentais, valores subjetivos; elas se retratam inteiras no corpo. Por isso são um fato social. É por serem visíveis que as atitudes influem, mesmo que as pessoas não queiram nem percebam" (Gaiarsa, 1984a, p. 81).

Espaço e política

As urgências com as quais deparamos hoje exigem atitudes efetivas. Nossas urgências pedem menos um embate ideológico, característico dos anos 1970, e mais a consciência sobre as questões de posição, de localização no jogo de forças. Exige a percepção das ações possíveis de quem se coloca e das intenções dos outros com quem se cria a situação.

Essa idéia é compartilhada por Fredric Jameson (1997, p. 79), quando diz que uma nova arte política deve se ocupar do espaço mundial do capitalismo multinacional, e que "terá de realizar a façanha de chegar a uma nova modalidade, que ainda não somos capazes de imaginar, de representá-la, de tal modo que nós possamos começar novamente a entender nosso posicionamento como sujeitos individuais e coletivos e recuperar nossa capacidade de agir e lutar, que está, hoje, neutralizada pela nossa confusão espacial e social. A forma política do pós-modernismo, se houver uma, terá como vocação a invenção e a projeção do mapeamento cognitivo global, em uma escala social e espacial".

Uma singular razão de ser

O jeitinho instaura uma singular razão de estar–ser. A necessidade de localização e de tomada de posição, característica das situações de jeitinho, pode ser entendida como a capacidade de compreender e agir num conjunto de relações, composições e dinâmicas de forças singulares. Envolve a capacidade de elaborar, por meio da resistência e da assimilação, as forças que compõem uma situação. O jeitinho é capaz de perceber, elaborar e transformar determinadas forças singulares. O comprometimento do jeitinho com a circunstância e não com um ideal definitivo tem um caráter ético, já que "o *ethos* de um indivíduo é a maneira ou o jeito de agir, isto é, toda ação rotineira ou costumeira, que implica contingência" (Sodré, 2002, p. 46).

O JEITO DO JEITINHO

A condição humana é uma condição de jeito. E o jeitinho afirma essa condição humana de um jeito peculiar, ao eleger valores e critérios para dar ou não um jeitinho: "a maneira de falar, de pedir o jeito é considerada o elemento fundamental para a sua concessão. Tem que ser simpática, cordial, mostrar necessidade ou até mesmo humildade, mas jamais arrogância ou autoritarismo. Tudo pode ser posto a perder se a maneira de falar se mostrar impositiva ou grosseira. 'Eu até faria se ele (a) tivesse pedido de outra maneira' é uma forma comum de justificativa para se negar o jeitinho a alguém" (Barbosa, 1992, p. 38). A maneira de falar é o que pode haver de mais radicalmente diferente da fria universalidade legal e institucional. É incapaz de ser apreendida e tornada universal, sob controle impessoal.

REICH E FREUD

A fim de entender um contexto no qual é possível situar esses valores, importa acompanhar os passos do jeito do corpo, a começar pela psicanálise. Reich foi um discípulo de Freud que não concordava com algumas das suas hipóteses, como a do instinto de morte, Tanatos. Para Reich (1975, p. 90), Tanatos não era um instinto, mas uma energia de decadência: "hoje sei que ele pressentia algo no organismo humano que era mortal [...] 'Morte' estava certo, 'instinto' estava errado. Porque não se trata de nada que o organismo deseje. É algo que acontece no organismo. Logo, não é um 'instinto' [...]".

Também não concordava com a técnica psicanalítica do divã e da associação livre; ele propunha que a mente devia ser trabalhada por meio do corpo e da recuperação da potência orgástica (Reich, 1975). Freud não concordava com a fusão entre militância política e a prática psicanalítica desenvolvida por Reich, que era filiado à internacional socialista. "Enquanto Freud elaborou sua teoria do instinto de morte, que dizia 'a infelicidade vem de dentro', eu fui ao encontro das pessoas até onde elas se encontravam. [...] Penetrei na sociologia, que naquela altura se confundia com política. Eram uma coisa só. Comecei a me interessar por Marx e Engels, em 1927. Tinha de ser, claro. Eram grandes homens e tinham razão" (Reich, 1977, p. 52).

Para Reich (1977, p. 29), a principal descoberta de Freud foi a teoria da libido: "basicamente Freud descobriu o princípio de funcionamento da energia no aparelho psíquico. O princípio do funcionamento da energia. Foi isso que o distinguiu de todos os outros psicólogos. Não tanto a descoberta do inconsciente. O inconsciente, a teoria do inconsciente, era, para mim, a conseqüência de um princípio que ele introduziu na psicologia. Trata-se do princípio, do princípio científico natural, da energia – a teoria da libido". Essa teoria implicava conseqüências que iam além do sofrimento individual e poderiam transformar o modelo patriarcal da sociedade, "era interesse numa única coisa: como é que as instituições públicas se comportarão em face do meu desenvolvimento da teoria da libido" (p. 38).

NÃO À VIDA

Reich estava preocupado com o que ele chamou de *não à vida*, de uma Europa que durante milênios se colocou contra o corpo. Esse *não à vida* começa desde o nascimento das crianças, da gestação num útero com pouca vitalidade, da separação das mães logo no momento do nascimento, característica das maternidades européias do seu tempo, onde ficavam horas sem comer, para depois encontrarem uma mãe sem condições biológicas e afetivas. Ao longo da vida, seus afetos continuariam sistematicamente reprimidos. Essa situação só poderia desenvolver "o despeito, a recusa, a ausência de opinião, a incapacidade para resolver o que quer que seja. As pessoas são insípidas, inertes, indiferentes. E, assim, desenvolvem os seus pseudo-contratos, falsos prazeres, falsa inteligência, as coisas superficiais, as guerras etc. As implicações são profundas [...]. Enquanto isso continuar, nada acontecerá na direção correta. Nada! Nem constituições, nem parlamentos, nada ajudará" (Reich, 1977, p. 42).

JEITINHO ENTRE O PÚBLICO E O PRIVADO

A fraqueza afetiva corresponde simultaneamente a um problema vital e social: um corpo que não sente prazer em estar vivo e uma sociedade fria, amarrada em ideais transcendentais, que não alimenta o gosto pela vida. A sociologia de Reich enfatiza a necessidade de aproximar o público e o privado. É esta a aproximação que pode impedir soluções simplificadoras para situações humanas complexas. O que o aproxima das questões sobre o jeitinho que são desenvolvidas neste livro.

Diz Reich (1977, p. 58) que "tem-se de reformular por completo o modo de pensar, para que não se pense do ponto de vista do estado e da cultura e disso e daquilo, mas do ponto de vista daquilo que as pessoas precisam, daquilo que elas sofrem. Então se adaptam as instituições sociais de acordo com isso. Não o contrário".

TANATOS

Gaiarsa (1988, p. 67) desenvolve uma idéia de Tanatos que concilia e também transforma as hipóteses de Reich e Freud. Tanatos corresponde às forças não vivas que agem no corpo, ligadas à sua estrutura, como ossos, carapaças, dentes, unhas, que correspondem às tensões mecanicamente necessárias. "É aquela que decorre de nosso peso, inércia e exigências de equilíbrio; além do mais, é aquela determinada pelo objeto que manipulamos e que se solidariza mecanicamente conosco". Essas tensões participam das relações humanas e dos processos da consciência. Não estão separadas das forças vivas, que são as tensões não mecânicas: "tensões não mecânicas são as tensões afetivas, que armam e moldam o corpo em função de um desejo, um temor ou um instinto" (p. 67). Essas correspondem a Eros.

TANATOS E EROS

A não-vida de Tanatos e a vida de Eros são ligadas na postura, porque ela é a forma dinâmica ou tensional do corpo, mantida pelo esforço ativo e contínuo. A postura depende da relação, embora seja comprometida com as estruturas do corpo. A estrutura do corpo humano é bastante instável e móvel, o esqueleto tem inúmeras articulações favorecidas pelo corpo ereto, o que aumenta muito as possibilidades articulares. Diante dessa versatilidade, é possível dizer que "o corpo humano pode assumir um número ilimitado de formas – posições – nenhuma delas podendo ser chamada de 'natural' em prejuízo das demais" (Gaiarsa, 1988a, p. 169). Essas são as forças de Eros, com as quais experimentamos aquilo que se chama liberdade: não temos forma determinada. Da relação entre Tanatos e Eros, da instabilidade estrutural e da versatilidade dinâmica da postura humana, emergem os dois eixos existenciais fundamentais: atitude e posição.

Tanatos não corresponde ao desejo de morte, mas ao não-vivo no homem. Corresponde também à resistência à mudança. Toda mudança de comportamento exige uma mudança no padrão biomecânico habitual. Compromete a postura e o equilíbrio do corpo. Então a resistência à mudança é uma resistência ao tombo. A reação reflexa da queda é segurar-se, tensionar os músculos na forma – atitude original, na tentativa de conter a queda. Essa inibição do movimento faz aumentar a sensação de peso e massa.

E aqui Tanatos pode ser relacionado com o não à vida, de Reich. A identificação do corpo como coisa. Essa identificação seguirá um percurso intelectual contra a vida. Reich (1977, p. 70) percebeu que "a atividade intelectual tem, muitas vezes, uma estrutura e uma orientação tais que transmite a impressão de ser um aparelho extremamente inteligente, precisamente pela evitação dos fatos, de ser uma atividade que realmente deprecia a realidade".

CONSCIÊNCIA EM TANATOS E EROS

Freud, em *Totem e tabu* (1969, p. 90), desenvolve a seguinte concepção de consciência: "a consciência é a percepção interna da rejeição de um determinado desejo a influir dentro de nós [...] Isso é ainda mais claro no caso da consciência da culpa – a percepção de uma condenação interna de um ato pelo qual realizamos um determinado desejo". É possível dizer, com base no que aqui vem sendo desenvolvido, que se trata de uma consciência ligada aos esforços inibidores. Essa consciência é comprometida com Tanatos, com a sensação de coisa dos esforços inibidores e seus processos inteligentes para sustentar o equilíbrio contra a mudança, apoiada na sensação do corpo como massa e peso.

Gaiarsa (1988a, p. 87) repara num tipo de consciência relacionada com a atenção no centro de impulso, que é o ponto onde se aplica a resultante das forças do corpo a cada instante. Ele é "o representante virtual de esforços musculares ativos, que exigem alguma espécie de atenção e produzem sensações numerosas, é algo mais próximo da consciência que nossa massa e nosso peso; aliás, essas duas grandezas só podem ser percebidas quando se opõem ao movimento".

Trata-se de um tipo de consciência comprometida com as forças vivas, com Eros.

Lugar do inconsciente

As forças de Tanatos e Eros também têm uma expressão inconsciente. O inconsciente de Eros escapa da atenção de cada instante, mas é ele que sustenta a fluência e a estabilidade do movimento. É assim que o inconsciente corresponde a um lugar, ligado à idéia de corpo, enquanto a consciência é uma função. A consciência como função entra no espaço do inconsciente, e não o contrário como se supunha: a idéia de que o "inconsciente invade a consciência" (Gaiarsa, 1988a).

Tanatos trabalha em parceria com Eros. Eros supera a passividade de Tanatos e encontra nele uma força cooperativa. Eros é ativo e criativo porque "além de uma combinação de centros de gravidade e de forças, algo mais ocorre ou pode ocorrer quando nos pomos em contato concreto com objetos materiais. Enquanto massa e peso, somos uma 'coisa', somos matéria inanimada. Mas há em nós os músculos, cada um deles atuando como vetor, e seu conjunto, em cada momento, admitindo uma resultante. Então estas são nossas forças ativas, vivas" (Gaiarsa, 1988, p. 88).

PESTE EMOCIONAL E AMOR CARNAL

A distorção dos fatos por meio de uma intelectualidade que age contra a vida, Reich (1968, p. 14) chamou de Peste Emocional, apoiada nas "enfermidades psíquicas, que são o resultado de uma perturbação da capacidade natural de amar". Essa distorção, portanto, corresponde à sujeição de Eros a Tanatos, das forças vivas às forças não-vivas. A capacidade de amar, ele relaciona com o sentimento e a expressão de ternura. A ternura envolve a capacidade de o corpo se relacionar, transformando-a em cooperação.

Desmond Morris (1967) desenvolve uma idéia semelhante, quando diz que o nascimento do amor e da individualidade está ligado com a perda do cio e dos pêlos. Essa perda aumentou muito a capacidade humana de sentir prazer, o que ajudou na formação do casal, porque macho e fêmea passaram a ficar mais tempo juntos do que acontecia num período limitado de cio concentrado no prazer genital.

Desse contato intenso e contínuo teria nascido a percepção do indivíduo, porque o envolvimento favoreceu o desenvolvimento da percepção de que "fêmea" e "macho" são "aquela fêmea" e "aquele macho" específicos. A isso se pode somar o desenvolvimento biomecânico, cuja versatilidade permite uma diversidade enorme de enrosco, envolvimento e forma que caracterizam aquele momento, naquele processo, naquela relação.

Morin (1973) acredita na salvação da humanidade pelo beijo: o beijo teria levado para os adultos a ternura experimentada pelo bebê na relação de amamentação com a mãe. Portanto, o beijo na boca teria favorecido o desen-

volvimento da complexidade afetiva e mental entre os adultos humanos.
Estes fundamentos do amor carnal correspondem à pista percorrida por Reich.

JEITINHO E ENVOLVIMENTO EMOCIONAL

Quando o envolvimento emocional é uma das características da situação de jeitinho, capaz de fazer com que uma pessoa "se coloque no lugar da outra", por meio do apelo aos "bons sentimentos", à "boa vontade" e "compreensão", está acontecendo algo que tem um considerável valor ético. Damásio (2000, p. 80) nos faz perceber o quanto "as emoções são inseparáveis das idéias de bem e de mal". Ele também mostra como as emoções possibilitam "relações entre diferentes culturas e permitem que a arte, a literatura, a música e o cinema cruzem fronteiras" (p. 77), porque têm um caráter humano universal que corresponde a ajustes evolutivos.

Não é, portanto, absurdo quando o jeito faz uso de categorias emocionais, afrouxando a máquina burocrática, impessoal e anônima, apoiada em categorias intelectuais. "Com sentimentos, estabelece um espaço pessoal no domínio do impessoal. E sua estratégia depende de fatos opostos aos da burocracia como: simpatia, maneira de falar, etc." (Barbosa, 1992 p. 36).

Tudo isso confere à ética do jeito um caráter estético não totalitário.

DA EMOÇÃO À ATITUDE

As emoções humanas emergem e tomam forma por meio das ações, dos músculos. As ações se sustentam nas atitudes do corpo, que são a forma do corpo num dado momento, e que têm significado, "significativamente, aqui, é algo objetivo: é o movimento que a pessoa faria a partir da atitude em que está. [...] Tal ato é o significado da atitude que, sendo complexa, geralmente contém mais de um ato latente" (Gaiarsa, 1988a, p. 210).

É na circunstância e no contato que a atitude e a ação se definem, porque é o contato que provoca e organiza as forças dos corpos. Um corpo que não se deixa tocar impõe seu mundo ao momento. Isso significa que a luta para não perder o jeito impede a emergência da oportunidade de mudar de jeito. Assim, quanto mais ameaçado, mais repetirá a si mesmo.

> O jeitinho é descompostura no jeito!

Os critérios envolvidos nas situações de jeitinho sugerem que atribuímos valor à capacidade de rever as atitudes predeterminadas. Corresponde a uma avaliação do valor das relações em tempo real, que considera a capacidade de tocar e deixar-se tocar. Lívia Barbosa (1992, p. 39) também observa que "um elemento importante quando se está na situação de concessionária do jeito é ser simpática [...]. O que queremos frisar é que parece mais importante 'ser simpático' do que poderoso".

ATITUDE E RELAÇÃO PESSOAL
Importa ressaltar uma diferença entre as relações determinadas pelas atitudes do corpo e aquelas chamadas de pessoais. A pessoa tradicionalmente corresponde a um sistema previamente determinado, envolvido na família, nos laços de amizade, com um coeficiente de generalidade: primo, cunhada, amiga da irmã. Ela é alguém que tem um nome,

relacionamentos conhecidos, ocupa um lugar no sistema da hierarquia afetiva.

As atitudes do corpo se desenvolvem dentro desses sistemas pessoais. Formamo-nos dentro dos sistemas de força com os quais convivemos. O corpo de cada um de nós é uma síntese de atitudes que o corpo assumiu ao ter de mover ou segurar mãe, pai, vizinha, comunidade etc. – síntese que continua em movimento na medida das exigências dos novos relacionamentos.

> Nas situações de jeitinho, as atitudes são valorizadas pela sua capacidade plástica, uma capacidade de se deixar tocar ternamente pelas circunstâncias.

A concepção de indivíduo que sustenta a igualdade estadunidense não leva em consideração a atitude, muito menos a pessoa. Aqui importa o direito impessoal, a igualdade legal.

O valor atribuído ao modo de falar, à simpatia, ao sentimento de "igualdade humana" nas situações de jeito está envolvido com forças paradoxalmente conciliadoras e diferenciadoras. Trata-se do cultivo da consciência das atitudes, próprias e do outro, que está diante do nariz, que é a consciência das intenções e das pretensões.

O JEITINHO RESOLVE?

Gaiarsa (1988) repara que na etimologia da palavra resolver está "dissolver de novo". Quer dizer, dissolver uma fórmula – forma que não deu certo. É desmanchar as atitudes que não estão favorecendo uma boa solução. Resolver é dar um jeito!

A solução e a resolução estão comprometidas com a espacialidade, porque uma atitude que não dissolve garante a estabilidade do corpo no espaço, sustentado nos gestos e ações preestabelecidas que se repetem perpetuando uma determinada configuração espacial. É o movimento do corpo que sustenta as coordenadas do espaço. É, portanto, do movimento singular, específico e dirigido, que nascem o tempo e o espaço significativo.

O espaço do jeitinho não é um espaço totalizador e onipotente. É um espaço móvel e relativo, envolvido com as forças da vida e do tempo.

Jeito e sistema sensório-motor

Do jeito pode-se compreender algumas questões envolvidas no jeitinho, aquelas que correspondem não a uma desilusão, mas à esperança. O jeito corresponde ao modo de ser humano por meio das condições sensório-motoras do corpo. E especialmente daquelas ligadas ao sistema postural. Essas são as condições com as quais o corpo se move no mundo, estabelece vínculos e encontra soluções.

As condições e exigências da postura, como o sistema de localização e conformação, são tão determinantes quanto as exigências da lei ditada pelas convenções ou explicações teóricas. No entanto, são pouco percebidas ou valorizadas na tradição do pensamento oficial ocidental, que priorizou a universalidade teórica transcendente sobre as peculiaridades do corpo.

Instância ideal do jeito

O jeito é antiideológico na medida em que afronta as ideologias como imperativos incorpóreos de dever que desconsideram a situação, as condições de realização do corpo e a evolução. Mas comportará também uma instância ideal, na medida em que dessa posição emergem valores e noções ideais. Gaiarsa (1989, p. 19) sugere que "é bem provável que os pensamentos sejam gerados em nós em paralelo e por força da elaboração de uma nova adaptação prática, representando espontaneamente a 'teoria' desta adaptação". Esse processo é o jeito e está envolvido com a emergência das utopias[4].

JEITO E MANEIRA DE FALAR
Não soa tão estranho aquele critério do jeitinho que considera a maneira de falar fundamental, dotada de uma força que nenhum outro fator possui, e que não se apóia necessariamente na solidez do argumento, mas na música da voz e no jeito do corpo que deixam entrever um conjunto de valores.

PROCESSOS VIVOS DO JEITINHO
Os processos do jeitinho são familiares àqueles dos sistemas vivos, cujas soluções não são definitivas, por melhores que sejam, porque qualquer sistema precisa manter um tanto de abertura para que possa continuar interagindo e, com isso, desenvolvendo recursos de adaptação e sobrevivência, ou mesmo testando recursos inventivos. Quando, nos sistemas humanos, uma solução é colocada como a melhor ou a única, ao mesmo tempo se impede o desenvolvimento de potencialidades ainda não desenvolvidas e, com isso, a evolução.

O jeitinho brasileiro desconsidera algumas normas, mas também cria condições para o desenvolvimento de potencialidades humanas, de novas habilidades. É importante notar que os processos de equilíbrio e de composição do corpo se desenvolvem de modo bastante inconsciente; o corpo acha o jeito com relativa autonomia das instituições,

---

[4] Esta concepção de utopia será mais desenvolvida no capítulo "A filosofia do jeito brasileiro".

das leis, das normas. Está envolvido com a percepção das singularidades que superam as determinações da regra. Isso é muito significativo, quando sabemos que ao ser vivo importa a inteligência como capacidade de perceber e elaborar diferenças. Por meio da diferenciação, o ser se transforma e se desenvolve.

O corpo que chama a atenção nas situações de jeitinho não é o corpo morto, estudado pela anatomia, ou o corpo que é dirigido como uma máquina, tampouco o corpo escravo. O corpo do jeitinho é um corpo-consciência, singular e comunicativo.

CONCEPÇÃO BIOLÓGICA POPULAR DO JEITINHO BRASILEIRO
O jeitinho implica uma concepção biológica do humano. Lívia Barbosa (1992, p. 116) propõe que entre nós existe uma concepção de igualdade "enraizada na idéia de unidade biológica do gênero humano. Implicitamente, as frases do tipo 'vai virar pó que nem eu', 'quando morrer vai todo mundo pro mesmo lugar', 'meu sangue é tão vermelho quanto o dele', 'gente é tudo igual' etc. expressam a idéia de que a existência de uma constituição física comum a todos os seres humanos e um destino final idêntico e inexorável para todos conferem-lhe uma humanidade no sentido de valor. Justamente a que dá a medida de equivalência de todos entre si. Ao contrário da igualdade norte-americana, a brasileira se coloca como um fato, como algo dotado de substância e não apenas, e exclusivamente, de direito".

O fato de convivermos com essa concepção dupla da igualdade, como um direito e como um fato, permite que em algumas situações o mesmo argumento universalizante da igualdade, cuja raiz é a igualdade diante da lei, possa ser usado como igualdade diante da condição humana. Trata-se da convivência entre a igualdade jurídica e a igualdade substancial, corporal, que legitima as urgências e as necessidades da condição humana envolvidas nas situações em que se pode ou não dar um jeitinho.

Corpo e igualdade

Ao mesmo tempo em que podemos dizer que somos todos iguais porque somos um corpo, também reconhecemos que cada corpo é um jeito diferente, uma elaboração de um modo de ser próprio que determina relações singulares. O jeitinho afirma a igualdade substancial e também apóia-se em critérios, como simpatia, humildade e comunicabilidade, que valorizam algumas qualidades para eleger os mais "merecedores" do jeitinho. Revela uma opção por um modo de relacionamento, um modo de interagir com o mundo.

O "modo como" afetamos o mundo é o jeito. O jeito é atuante e comunica – afeta com significado – tanto quanto os argumentos. O interesse pelo "modo como" diminui a importância da busca pelo "porque", que geralmente remete a um sentido original e causal que justifica os acontecimentos do mundo. O "modo como" nos empurra para a singularidade, para o processo, e não para os antecedentes. O processo do jeito leva a compreender a importância de se colocar a atenção sobre o que emerge, permanece e sobrevive transformando-se.

Jeitinho e psicologia de massas

Reich (1995, p. 229) propôs "uma nova área do conhecimento, a ciência da 'psicologia de massas' orgonômica, o conhecimento do papel da família autoritária, do medo que as pessoas têm da liberdade, da incapacidade estrutural para a liberdade e o autogoverno, da estrutura pornográfica e basicamente sádica da 'camada média' no caráter do povo". Estava preocupado com o que pode ser resolvido no coti-

diano afetivo, a favor da vida, da comunicação, da autorregulação, antes dos grandes sistemas institucionais.
A vida humana sustenta sentido a cada passo, literalmente. A posição aqui defendida está na contramão do discurso negativo sobre o jeitinho, que entende que as mudanças radicais são restritas ao domínio político, público e impessoal. É um discurso que não concilia o público e privado, o cotidiano pessoal e as estruturas institucionais. Para esse discurso, a transgressão da norma colabora para a pouca credibilidade institucional e para o fracasso das nossas ambições modernizantes.

As implicações do sistema sensório-motor na consciência levam ao coração dos fenômenos éticos implicados no jeitinho. O jeito é uma força maior do que a força dos argumentos. Perceber o jeito é perceber uma história. Perceber o próprio jeito é perceber o próprio corpo e a própria atuação na história.

> O que determina as situações de jeitinho não é a força do argumento, é o jeito do corpo!

O jeito de corpo e o jeitinho brasileiro estão intimamente ligados.

Embora o jeitinho brasileiro eleja um relacionamento humano com base na simpatia e na igualdade, também firma posição e assume atitude definindo diferenças, não no discurso ou na política institucional, mas no cotidiano politicamente mobilizador.

A filosofia do jeito brasileiro

Faço pois um apelo a todos os estudiosos desse grande assunto para que tomem em consideração a grandeza do primitivo, o seu sólido conceito da vida como devoração e levem avante toda uma filosofia que está para ser feita.
ANDRADE, 1992, P. 232.

O JEITO NA FILOSOFIA DA DEVORAÇÃO

A filosofia da devoração de Oswald favorece uma certa compreensão das forças culturais das quais, pode-se propor, emerge o jeitinho. Mas Oswald de Andrade não se dedicou a estudar diretamente o jeitinho brasileiro, a expressão não era tão popular na primeira metade do século XX. A expressão jeitinho brasileiro emergiu com o processo de modernização industrial do Brasil e apareceu pela primeira vez nos meios de comunicação de massa em 1974 (Barbosa, 1992, p. 141). As expressões dar um jeitinho, jeitinho brasileiro e jeitinho também não são encontradas antes dos anos 1950, "quando os primeiros sinais daquilo que se pensava como 'desenvolvimento' começaram a surgir: um pequeno parque industrial" (p. 146).

A emergência da expressão jeitinho brasileiro segue o desenvolvimento de uma nova identidade cultural no Brasil, a partir da década de 1930, quando começaram a se destacar um "conjunto de obras de vertente culturalista, que procurava entender o Brasil através de seus hábitos e costumes" (p. 146). Essas obras acompanharam o desenvolvimento de um novo olhar e de uma autopercepção mais fa-

vorável à auto-estima. Até então, o comportamento do povo era visto como sintoma de degenerescência racial características peculiares do país como subdesenvolvimento e deficiência cultural, por exemplo.
Oswald parece mover-se na direção dessa nova autopercepção.

UMA WELTANSCHAUUNG PARA O JEITINHO BRASILEIRO
Em 1954, Oswald de Andrade (1992, p. 231) disse ter a impressão de que aquilo "que os cristãos descobridores apontaram como o máximo horror e a máxima depravação, quero falar da antropofagia, não passava entretanto de um alto rito que trazia em si uma *weltanschauung*, ou seja, uma concepção da vida e do mundo. [...] A antropofagia fazia lembrar que a vida é devoração opondo-se a todas as ilusões salvacionistas".

Esta *weltanschauung* de alguma maneira se replicou entre nós.

Ela comporta uma visão de homem diferente do indivíduo que apóia as instituições modernas. O indivíduo com uma subjetividade radical preservada pela igualdade perante a lei. A visão de homem de Oswald de Andrade está mais próxima daquela envolvida no jeitinho brasileiro, da condição humana como corpos no mundo igualmente vulneráveis. Suas idéias ajudam a compreender aquilo que, no jeitinho, é "um tipo de humanismo tipicamente brasileiro – ainda não precisado, de resto", como disse Roberto Gomes (2001, p. 52).

AUTONOMIA INDIVIDUAL
O jeitinho brasileiro revela que a visão de homem que orienta a vida européia e estadunidense, o indivíduo, não é preponderante entre nós. A igualdade perante a lei tem co-

mo objetivo proteger a autonomia individual. Uma filosofia exemplar a esse respeito é encontrada em Kant, para o qual a consciência ética corresponde à máxima subjetividade, capaz de apoiar uma moral universal por meio do imperativo ético acessível somente na experiência subjetiva, sem a contaminação da circunstância e da transitoriedade: "age de tal maneira que teu agir possa ser convertido em uma lei universalmente válida para todos".

A ética de Kant está muito próxima da ética protestante (Neiman, 2003), cujos fundamentos são a subjetividade máxima e a ação norteada pela conduta exemplar. Essa ética está ligada com o princípio norte-americano de *self-reliance*, "o princípio de que cada indivíduo é seu próprio mestre, em controle absoluto de seu próprio destino e, portanto, inteiramente livre" (Barbosa, 1992, p. 113).

Nietzsche mostrou que tal busca da pureza e da universalidade, cujos ancestrais filosóficos remetem a Sócrates e Platão, encontrou sua forma mais elaborada na onipotência do homem civilizado moderno. Com Nietzsche, Oswald (1995, p. 158) observou que "na civilidade há qualquer coisa de coercitivo – ela pode exprimir-se em mandamentos e sentenças", por meio das quais se estabelece a igualdade perante a lei.

INTELECTUAL PERSUASIVO: O SACERDOTE

Darcy Ribeiro (2000) lembra que o ancestral mais bemacabado do homem erudito foi o sacerdote, figura social que se desenvolveu junto com os primeiros impérios despóticos salvacionistas, as grandes metrópoles cosmopolitas. Nessas sociedades, o saber vulgar e popular foi diferenciado de um saber novo, erudito. Foi uma diferenciação que acompanhou a ruptura da sociedade em cidade e campo. O saber do sacerdote era um saber mais especulativo, capaz de aliciar "as energias étnicas de suas populações para a destinação sagrada de impor ao mundo a verdade divina de que eram depositários" (p. 99).

HOMEM CORDIAL

Oswald de Andrade encontrou em Sérgio Buarque a concepção de homem brasileiro como "homem cordial". Mas entende o "homem cordial" de modo diferente de Sérgio Buarque, que o via com um viés negativo.

O que chama a atenção sobre o homem cordial é que ele, diferente do indivíduo, não se apóia na autonomia radical. Para ele, "a vida em sociedade é uma verdadeira libertação do pavor que ele sente em viver consigo mesmo, em apoiar-se em si próprio em todas as circunstâncias da existência. Sua maneira de expansão para com os outros reduz o indivíduo cada vez mais à sua parcela social, periférica, que no homem brasileiro – como bom americano – tende a ser o que mais importa. Ela é antes um viver nos outros" (Andrade, 1995, p. 158).

> O homem cordial tem mais condições de "dar um jeitinho" do que o indivíduo moderno.

Oswald de Andrade reparou que o ancestral do homem cordial é o índio antropófago. Está numa linhagem bastante diferente, portanto, daquela do sacerdote. "Cordial", em Oswald de Andrade, não corresponde a conciliador. Mas a um modo de vida bastante apoiado na afetividade não submetida à polidez e aos seus princípios universalizantes; é mesmo o contrário dela.

Lívia Barbosa (1992, p. 43) lembra da relação que se estabelece, no Brasil, entre o motorista de táxi e o passageiro: uma relação pessoal na qual, em poucos minutos, fica-se sabendo dos problemas íntimos um do outro. A ausência de conversa e a distância pode ser interpretada como grosseria. Esse é o estilo do homem cordial, apoiado numa postura que "está alicerçada em uma visão de mundo em que a ênfase da sociedade é colocada nas relações que se estabelecem entre as pessoas, mais do que em qualquer outra. Isso torna o Brasil um país em que todos querem ser pessoas e não indivíduos".

Querem ser cordiais e não polidas.

UM PAÍS QUE VAI PARA A FRENTE

Convivemos com a idéia de que o homem capaz de nos levar para a frente é o homem moderno, o indivíduo. Sendo assim, o homem cordial é visto como aquele que nos prende ao atraso. Essa idéia de progresso associada ao indivíduo corresponde à adesão a um ideal determinado, concebido como capaz de ser implantado, levando-nos para o desenvolvimento.

É um ideal que acompanha aquela antiga separação hierárquica entre o saber erudito dos sacerdotes e das cidades, e o saber popular das pessoas do campo. Hoje, entre nós, equivale ao sério problema da separação entre a produção intelectual e a urgência da rua. Os valores e as noções desse modelo de sociedade "obedecem a um esquema que denominarei de 'americano', firmemente estabelecido enquanto representação e motor, em grande parte, da concepção da sociedade brasileira como instável, sem seriedade, leniente etc. [...] Parâmetros como 'necessidade', relações pessoais, simpatia, amizade, extremamente atuantes na prática cotidiana de todos, não integram o modelo desejado para a sociedade, surgindo apenas como entraves à consecução do mesmo" (Barbosa, 1999, p. 67).

PRÁTICA CULTA DA VIDA

A separação entre as urgências da rua e o pensamento erudito foi observada e criticada por Nietzsche lá mesmo, no contexto europeu do homem moderno, contra o qual ele propunha a recuperação da concepção de homem culto.

Aqui, no Brasil, onde se desenvolvia uma filosofia de gabinete afastada das questões emergentes nas ruas, onde latejam conflitos culturais poderosos, a crítica de Nietzsche encontrou eco em Oswald de Andrade (1995, p. 42), que propõe no manifesto da Poesia Pau Brasil: "contra o gabinetismo, a prática culta da vida".

A vida culta não leva à erudição nem aos ideais da civilização messiânica.

DESCOMPOSTURA NOS IMPOSTORES

A palavra descompostura provavelmente veio da ação de fazer alguém desfazer uma postura ou de uma impostura que é uma postura forçada e, por isso, falsa. Como a postura sempre está ligada a um padrão de equilíbrio mais ou menos habitual, descompor é deixar a pessoa sem jeito.

Oswald de Andrade passa uma descompostura nos impostores.

A descompostura provocada por ele se dirige "contra todos os importadores de consciência enlatada. A existência palpável da vida" (Andrade, 1995, p. 48). Procura desmanchar a postura que sustenta a atitude relativa a um pensamento intelectual europeu mal situado entre nós. Mesmo porque a tradição erudita européia já vinha sendo questionada internamente, como acontece em Nietzsche e no modernismo europeu, por exemplo.

ÍNDIOS E MODERNIDADE

O Brasil não pode ser compreendido como um aprendiz em dívida com um modelo idealizado que parece não somente inatingível, mas insuperável. Oswald de Andrade mostra o quanto as aspirações que moveram as grandes transformações da Europa moderna estão envolvidas com o contato que os europeus tiveram com as culturas das Américas.

A vida indígena e seus costumes tão diferentes dos costumes europeus, que ainda viviam a Inquisição enquanto eram favorecidos pelas descobertas das grandes navegações, inspiraram pensadores modernos como Montaigne e Rousseau. Boa parte do pensamento de Montaigne desenvolve-se por meio da comparação dos inúmeros costumes e valores de diferentes culturas. E é evidente a inspiração indígena na idéia do Bom Selvagem de Rousseau.

As primeiras utopias que moveram a humanidade na direção dos ideais de liberdade, igualdade e fraternidade, como aquelas do socialismo utópico de More e Campanela, foram claramente inspiradas nos povos descobertos. Portanto, "sem nós, a Europa não teria sequer sua pobre declaração dos direitos do homem" (Andrade, 1995, p. 48). O Brasil não pode ser imaginado numa relação na qual está submetido aos importantes acontecimentos da modernidade. Ao contrário, está composto com ela como uma força fundamental e atuante.

O jeitinho é uma dessas forças e se coloca como alternativa ao modo de vida do homem polido e erudito que encontrou desenvolvimento no modo de vida protestante. O jeitinho continua uma alternativa ao modo de solucionar problemas do modelo coercitivo, exclusivo e imparcial da civilização messiânica.

CAPACIDADE PARA A ALTERIDADE

O índio teve curiosidade pelo europeu, demonstrou interesse pelo diferente e disponibilidade para conviver com ele. Ficou seu parente e depois foi traído, roubado e assassinado. Oswald acredita que essa disponibilidade para a diferença continua entre nós, por meio do que ele chama de vocação para a alteridade. Alteridade é o sentimento do outro, "de ver-se o outro em si, de constatar-se em si o desastre, a mortificação e a alegria do outro. Passa a ser assim esse termo o oposto do que significa no vocabulário existencial de Charles Baudelaire – isto é, o sentimento de ser outro, diferente, isolado e contraído. A alteridade é, no Brasil, um dos sinais remanescentes da cultura matriarcal" (Andrade, 1995, p. 157).

A alteridade sustenta uma visão de mundo inclusiva, cujas teorias são caracterizadas pela capacidade sintética de acolher o outro, da qual participa a intuição afetiva. A visão de mundo exclusiva é apoiada sobre teorias com característica analítica, redutiva e lógica, cuja competência máxima é a capacidade de sustentar o sentimento de segurança por meio do controle ou da eliminação do inesperado, do outro diferente.

Gaiarsa (1988a, p. 154) repara que as teorias "exclusivas são ótimas para controlar o outro; as inclusivas, excelentes para se viver com ele. Não posso deixar de concluir: as inclusivas são frutos do amor; as exclusivas, do medo". A vocação para a alteridade está comprometida com o amor, da qual emergiu a teoria inclusiva que é a filosofia da devoração de Oswald de Andrade, cujo jeitinho é um dos desdobramentos efetivos.

No entanto, é bom lembrar que os índios se ferraram nas mãos do colonizador, e, como descendentes dos índios que aprenderam a desconfiar dos brancos, é importante a consciência de que "a comunhão com o outro é divina, e impedi-la seria diabólico; outras vezes é vice-versa..." (p. 154).

ENXERGAR UM PALMO DIANTE DO NARIZ

Roberto Gomes (2001) deu uma definição muito boa sobre o que é filosofia: "Filosofia é a capacidade de enxergar um palmo diante do nariz".

Se o que norteia a vida não é uma estabilidade oculta, aquilo que está diante do nariz passa a ter uma tremenda importância. Oswald (1995, p. 44) também propõe "nenhuma fórmula para a contemporânea expressão do mundo. Ver com olhos livres".

Enxergar um palmo diante do nariz depende da postura e corresponde à capacidade de se colocar, pois "quanto menor o tônus postural, mais indiferente o campo visual" (Gaiarsa, 1988, p. 191).

É bom lembrar que a organização neuronal está sujeita à variabilidade genética e epigênica. A primeira corresponde a uma diversificação da expressão do genoma. A epigênica desenvolve-se sob a influência de circunstâncias ambientais, portanto "para compreender de maneira satisfatória o modo como o cérebro determina a mente e o comportamento humanos é, portanto, indispensável levar em consideração o seu contexto humano e social" (Meyer, 2002, p. 99). Isso quer dizer que a singularidade e a penetração no meio são características do corpo e dos processos da consciência. Isso exige a capacidade de enxergar um palmo diante do nariz, a capacidade de perceber o diferente e de se comunicar com ele por meio do envolvimento com as forças da situação, dentro das quais é urgente assumir posição e desenvolver atitude.

MÁ LOCALIZAÇÃO

Uma dificuldade de localização corresponde a uma alienação do espaço-tempo.

Se for verdade que estamos identificados com o modelo de sociedade moderna estadunidense, que impede a percepção e assimilação de forças culturais, epistemológicas e éticas que estão diantes do nosso nariz, mas que são estranhas a esse modelo, então estamos com a atenção voltada para um espaço-tempo alheio. Isso implica o desenvolvimento de atitudes mal localizadas e mal posicionadas.

> Uma atitude alienada é uma atitude mal situada.

Uma atitude alienada está comprometida com identificações incapazes de sustentar uma ação definida, porque não está interagindo com a situação. O conceito de identificação em psicologia geralmente está associado a formas ou afetos. Gaiarsa (1988) chama a atenção sobre o fato de que as identificações são organizações de força em esquemas padronizados de movimento.

Esses esquemas das identificações podem entrar em conflito com outras possibilidades de movimento. Isso corresponde a um conflito entre os centros de aplicação das forças e os centros de impulso. A sensação é de estar dividido, perdido, confuso. Trata-se de uma perturbação na orientação, porque a identificação limita muito os dados da percepção, dificultando a compreensão da situação.

A identificação com o modelo de modernidade européia e estadunidense corresponde a um esquema de movimento pré-elaborado, retirado de seu contexto e elevado a um critério de valor "em si", como o "homem erudito" e o "civilizado". Se for verdade que no Brasil acontece uma identificação com modelos estranhos às nossas urgências e emergências da rua, então de fato esquemas motores perturbam nossa localização e provocam uma alienação entre nós.

ECLETISMO E HESITAÇÃO

A incapacidade de sustentar uma ação mais definida corresponde ao que disse Roberto Gomes sobre a influência do ecletismo: dissolvência de posições, indiferenciação e esterilidade. Do ecletismo desenvolveu-se a idéia de que um "espírito aberto" é aquele capaz de assimilar "o melhor" de cada teoria. Mas como selecionar o melhor sem posição capaz de sustentar os critérios de escolha? Oswald de Andrade coloca ou compreende o Brasil numa posição capaz de sustentar critérios de assimilação para o desenvolvimento de uma filosofia inclusiva, que não pode ser confundida com um pensar sem critérios. Essa posição afasta a ameaça da ideologia da conciliação e do mito da imparcialidade.

São critérios ligados a uma posição inspirada na vida indígena: a perspectiva de um sistema social sem a exploração de classes; a superação do patriarcado por meio do retorno ao matriarcado, num elevado nível de complexidade; o desenvolvimento tecnológico a partir dessa perspectiva; a percepção do inimigo como ameaça, não como "o mal em si" ou "insuficiência do bem", um inimigo valoroso; a identidade entre espírito e matéria; um ateísmo com Deus pela aceitação da experiência órfica; a consciência da vida como devoração, da transformação inevitável de todas as coisas; uma atenção especial destinada às crianças, como forças renovadoras; a totemização do tabu: a transformação das forças desfavoráveis (desconhecidas ou novas) em forças favoráveis; enfim, a superação da visão de mundo messiânica e a recuperação da visão de mundo antropófaga.

ANIMISMO CONTEMPORÂNEO

A ética do modelo moderno é apoiada na ética protestante, especialmente a calvinista. A correção das ações e os bons resultados dependem do respeito a princípios universais que nada têm que ver com relações pessoais. Esse distanciamento também é apoiado pela doutrina da eleição, que remete a santo Agostinho, para quem "'diante desse divino Ser, todo outro ser é um ser que não é', esse aniquilamento da personalidade é, no entanto, a insofismável e autêntica raiz do individualismo moderno, pois é a marca da própria eleição. Lutero se aproveitou à vontade" (Andrade, 1992, p. 198).

Esse individualismo não responde às necessidades históricas contemporâneas. É assim que Oswald de Andrade (1995, p. 165) diz: "minha fé no Brasil vem da configuração social que ele tomou, modelado pela civilização jesuítica em face do calvinismo áspero e mecânico que produziu o capitalismo da América do Norte".

É daí que vem esta máxima que todos conhecem: "É possível que diga o herege que Deus é holandês? – indaga Padre Vieira. Não. Deus é brasileiro desde essa época" (p. 194).

Ordem protestante

O indivíduo protestante é caracterizado pelo caráter racional da ação instrumental. É um homem, como reparou Pierucci (2003, p. 205), "consciente, metódico, sóbrio, desperto, vigilante, calmo, tranqüilo, constante e incansável". Esse modo de ser voltado para a ação instrumental foi interpretado "como sinal em si de que a bênção de Deus está bem ali, no trabalho diurno e intramundano de crescente domínio técnico do mundo natural, ação racional com relação a fins que, entretanto, agora vale por si mesma, já que transfigurada semanticamente no registro do dever, da obediência, da conformidade a um mandamento exarado pelo Deus todo-poderoso e todo-transcendente" (p. 205).

Esse é o indivíduo voltado para o trabalho e para o sucesso pessoal.

No Brasil, hoje acompanhamos a expansão de novas religiões de massa que vendem o sucesso no capitalismo, por meio da compra do passe de Jesus. Um livreto de divulgação de uma dessas religiões, escrito pelo fundador, chega ao absurdo de dizer que o Brasil não vai para a frente porque é dominado pelos demônios! Demônios cultivados entre nós pelas religiões afro-brasileiras, indígenas, católica (já que esta sincretizou-se com os demônios!), orientais (budismo, hinduísmo) e espiritismo. Ele acredita que é preciso expulsar os demônios para que o Brasil se desenvolva. E fundamenta o argumento lembrando o que, para ele, é óbvio: os países ricos são os países protestantes que expulsaram os demônios! Pausa para gargalhadas.

A idéia absurda de que nossa cultura popular impede que o Brasil se desenvolva vem conquistando milhares de fiéis e está nos discursos mais simplórios, como esse, e até em discursos um pouco mais elaborados, como os que entendem o jeitinho como um entrave ao pleno desenvolvimento do modelo moderno europeu e estadunidense.

CONCEPÇÃO MODERNA DE TRABALHO

A concepção moderna de indivíduo está ligada à idéia de que o trabalho iguala todos os homens. O desenvolvimento da idéia de igualdade por meio do trabalho tinha como objetivo questionar a diferença de classe que permitia a alguns poucos o direito ao ócio, como os sacerdotes e os aristocratas. Mas "o homem, decepcionado com os resultados e cometimentos que tinha realizado sob as miragens da religião, do humanismo ou do progresso, perguntou a si mesmo – por que trabalhar?" (Oswald, 1992, p. 133).

Oswald de Andrade repara que essa concepção de homem e de trabalho tem como objetivo, portanto, o direito ao ócio. O ócio, antigo privilégio dos aristocratas e dos sacerdotes, poderá ser garantido a todos, depois de conquistada a igualdade na revolução do trabalho. "De maneira que, dialeticamente, por caminhos opostos, o que a humanidade tem procurado [...] é não trabalhar. Ao contrário do que dizem as religiões do castigo e as cosmologias utilitárias" (Andrade, 1992, p. 281). Num retorno à sociedade do ócio, o valor da vida humana não será mais medido pelo trabalho, que é a negação do ócio, o negócio.

Não será na tradição religiosa das cosmologias utilitárias que se verá a condição de desenvolvimento de uma idade do ócio democrático e socializado. A igualdade ao ócio precisa superar a concepção de indivíduo sustentada por essa tradição. Oswald (1995, p. 163) manifestou uma esperança: "creio que nossa cultura religiosa ainda venha a vencer no mundo moderno a gélida concepção calvinista, que faz da América do Norte uma terra inumana, que expulsa Carlitos e cultiva McCarthy[5]".

ASPIRAÇÃO À VIDA INDÍGENA

As transformações da concepção de trabalho que ocorreram na Europa coincidem com a descoberta das Américas e das sociedades indígenas, que inspiraram as utopias, tão importantes no desenvolvimento da modernidade.

Ou seja: a revolução moderna e sua concepção de trabalho são movidas pela aspiração à vida indígena: "é um para-

---

5 McCarthy foi senador nos Estado Unidos, do final dos anos 1940 até o final dos anos 1950, responsável pela repressão aos críticos do capitalismo, prendendo e censurando quem estivesse envolvido com sentimentos comunistas. O termo "macarthismo" quer dizer anticomunismo extremo. Foi uma segunda onda do "medo vermelho", ou seja, uma campanha política intensa espalhando pavor ao comunismo, que começou na segunda guerra mundial. Os anos 50 foram terríveis, com muita brutalidade e perseguição. Charles Chaplin foi vítima disso, expulso dos Estados Unidos em 1952, para nunca mais voltar, justamente pela gente do McCarthy, pois achavam que ele tinha tendências esquerdistas.

doxo profético esse de a descoberta do homem ocioso da selva americana ter trazido à luz e à ação grandes propósitos de organização social de trabalho" (Andrade, 1995, p. 173) por meio das utopias.

A conquista democrática do ócio equivale à recuperação de uma religiosidade mais próxima da magia e do extraordinário. Extraordinário é o que não se submete ao ordinário. Oswald reparou que na guerra de Pernambuco, "foram as ladainhas que derrotaram a iluminação interior e a ascese" (Andrade, 1992, p. 198) dos holandeses protestantes, guerreiros temidos por toda a Europa e vencidos aqui.

Na síntese dialética do processo histórico, a economia do haver cederá lugar à economia do ser, característica do matriarcado, cuja referência são algumas sociedades indígenas. A economia do haver é característica do desenvolvimento do patriarcado, que corresponde ao desenvolvimento histórico de acumulação e centralização do poder, seja material ou espiritual.

MATRIARCADO TECNOLÓGICO

A nova idade do ócio e da economia do ser corresponde a um retorno do matriarcado, mas de um matriarcado tecnológico. O desenvolvimento tecnológico, que recebeu força da necessidade de acumulação patriarcal, da defesa dos poderes acumulados, da expansão e do domínio necessários à sua manutenção centralizadora, substituirá o trabalho explorado favorecendo um novo processo social.

O modelo patriarcal de sociedade foi caracterizado pelo aumento simultâneo da complexidade e da necessidade de controle social. Assim, a religiosidade mágica, que caracterizava as sociedades menos populosas e complexas, foi substituída pela persuasão ao ordinário por meio da determinação moral. Na expressão moderna deste processo, "temos que aceitar a superioridade inconteste do calvinismo baseado na desigualdade como alentador da técnica e do progresso. Mas, hoje, conquistados como estão os valores produzidos pela mecanização, chegou a hora de revisar e procurar novos horizontes" (Andrade, 1995, p. 165).

UMA CONCEPÇÃO PROTESTANTE SOBRE O JEITINHO

Um pastor batista desenvolveu um estudo sobre o jeitinho, apresentado em forma de dissertação de mestrado em um curso de teologia, depois transformada em livro. É um estudo muito ilustrativo e esclarece muitas questões aqui levantadas. O autor pretende entender o jeitinho por meio da Bíblia e desenvolve a idéia de que o jeitinho tem um lado **bom** e um **lado mau**.

O lado mau é aquele comprometido com a "festa da pessoa", na qual "o jeito acaba sendo produto do egoísmo, da esperteza, do levar vantagem, gerando um sem-fim de dilemas éticos" (Rega, 2000, p. 194). O lado bom acontece quando o jeitinho encaminha para a infalibilidade de Deus diante da imperfeição humana, quando a serviço da verdade divina vem corrigir um erro mundano. Para desenvolver o lado bom do jeitinho é, portanto, imprescindível uma adesão ao Deus inspirador do livro sagrado da sua religião.

Esse é um entendimento do jeitinho como diferença medida pela repetição. Quer dizer, a diferença só importa enquanto remetida a uma instância totalizadora que a supera. Bastante diferente da concepção de singularidade e alteridade aqui desenvolvida.

A dissertação de Rega é apresentada num livro cujo título já é bastante sugestivo: *Como ser ético sem deixar de ser brasileiro*. A necessidade de relacionar o jeito à corrupção é visível e, por vezes, espantosa, como no trecho em que ele narra uma experiência realizada pela revista *Marie Claire*, que montou uma banca de jornal com sistema de auto-serviço no bairro de Pinheiros, em São Paulo. Não havia atendentes para cobrar e dar troco. O resultado foi exemplarmente ético, pois os brasileiros que se submeteram involuntariamente ao teste não cometeram nenhum tipo de roubo ou esperteza para benefício pessoal. Mas não é isso que Rega (2000, p. 202) percebe, e conclui dizendo que "Moser também conclui que o problema do Brasil é ético, o resto é decorrência..."

O autor está intimamente ligado à concepção de indivíduo e inspirado pela identificação com o modelo modernizante. Essa identificação faz que acredite que os brasileiros não são éticos, mesmo que a situação prove o contrário. Esse é o modelo que encontra resistência na cultura brasileira. A prática do jeitinho certamente causará algum desconforto na linhagem da ética protestante.

LINHAGEM MÁGICA DA CULTURA BRASILEIRA

Oswald (1995) identifica a cultura brasileira numa outra linhagem, na qual "nós, descendentes de portugueses, somos o produto de uma cultura miscigenada que nada deve à árida seara freiática de Port-Royal, a qual deu como chefe de fila o seco protestante Pascal. Lisboa até agora é uma cidade bárbara onde se mistura a mais bela humanidade da terra. Mais tarde, com a colonização, fomos modelados por uma cultura de larga visão – a jesuítica – que infelizmente foi cortada pela incompreensão romanista quando estava levando aos limites pagãos dos ritos malabares o seu afã de ecletismo e de comunicação humana e religiosa" (p. 168).

A potência mítica da guerra holandesa está no fato de colocar uma concepção de vida oposta àquela da vitoriosa reforma protestante, uma luta que continua até hoje e se manifesta nas posições sobre o jeitinho. Trata-se do eixo sobre o qual giram os principais conflitos do processo histórico e filosófico.

O jeitinho não aceita a concepção de igualdade legal e diferença substancial, ligada à doutrina da eleição, representada pelos holandeses, nem a impessoalidade no trato social. Propõe uma outra concepção de igualdade: a condição humana determinada pela necessidade das circunstâncias, afetividade, comunicabilidade e humildade.

Para Oswald de Andrade (1992, p. 194) foi a vitória simbólica do "ócio em face do negócio. O ócio vencia a áspera e longa conquista flamenga, baseada no primeiro lucro e na ascensão inicial da burguesia. O Deus bíblico, cioso, branco e exclusivista era batido, no seu culto, reformado pela severidade e pelo arbítrio, por uma massa órfica, híbrida e mulata a quem a roupeta jesuítica dera as procissões fetichistas, as litanias doces como o açúcar pernambucano e os milagres prometidos".

DIFERENÇA E REPETIÇÃO

A cultura patriarcal, histórica e messiânica, é caracterizada pela centralização do poder por meio do dualismo hierarquizado: o senhor é diferente e superior ao escravo; a mente é diferente e superior ao corpo; o espírito é diferente e superior à matéria; o homem é diferente e superior à mulher; o intelecto é diferente e superior aos sentidos; o adulto é diferente e superior à criança; o bem é diferente e superior ao mal etc.

Nesse dualismo, a parte inferior deve ser dominada ou eliminada e não tem direito à autonomia; sua diferença é medida pela insuficiência (a mulher é "não homem") ou pela oposição (a mulher é "contra o homem").

A diferença básica da cultura antropófaga pensada por Oswald é que, nesta, a diferença é afirmada na sua autonomia: o inimigo deve ser atacado porque é uma ameaça, mas também deve ser comido, porque tem valor próprio. Claro que a recuperação dessa visão de mundo não significa um retorno ao passado tal como ele foi. Comer o inimigo, hoje, equivale à capacidade de aprender com o diferente.

Essa capacidade é bastante diferente daquela concepção desenvolvida pelo messianismo dos impérios despóticos salvacionistas, pois "nestas circunstâncias, o inimigo deixava de ser visto como o objeto de saque do guerreiro vitorioso para ser tido como o ímpio, cuja só existência já ofendia a Deus" (Ribeiro, 2000, p. 99).

A questão trazida por Oswald de Andrade é uma questão de natureza ética que alcança o jeitinho brasileiro. Hoje sabemos que a cultura e os sentimentos emergem do corpo. O corpo desenvolve soluções contínuas para continuar, por meio da assimilação da adversidade. A consciência contemporânea da ligação entre o espírito e a carne dispensa o ritual antropófago, que pode ser entendido como símbolo primitivo dessa consciência, agora inútil. A operação básica desse processo é a transformação do tabu em totem: do valor oposto ao valor favorável

Relação entre tabu e totem para Freud

Em *Totem e tabu*, referência para muitos intelectuais do começo do século XX, Freud desenvolveu fundamentos da psicanálise por meio da análise das culturas totêmicas primitivas e das suas instituições apoiadas no tabu.

Ele propõe que os tabus das sociedades totêmicas correspondem a modos de resolver conflitos e ambigüidades típicos do estado de consciência mais primitivo, como a criança e o neurótico: "a atitude emocional ambivalente, que até hoje caracteriza o complexo-pai em nossos filhos e com tanta freqüência persiste na vida adulta, parece estender-se ao animal totêmico em sua capacidade de substituto do pai" (Freud, 1996, p. 169).

Freud compara esse processo ao das fobias. Numa fobia a um animal, por exemplo, "o ódio pelo pai que surge num menino por causa da rivalidade em relação à mãe não é capaz de adquirir uma soberania absoluta sobre a mente da criança; tem de lutar contra a afeição e admiração de longa data pela mesma pessoa. A criança se alivia do conflito que surge dessa atitude emocional de duplo aspecto, ambivalente, para com o pai, deslocando seus sentimentos hostis e temerosos para um substituto daquele" (p. 156).

OS PRIMITIVOS E OS NEURÓTICOS

Freud (1969, p. 112) equipara as soluções das culturas totêmicas aos processos neuróticos modernos: "os homens primitivos e os neuróticos, como já vimos, atribuem uma alta valorização – a nossos olhos uma supervalorização – aos atos psíquicos", como no caso da obsessiva que evita certos movimentos para evitar a morte do marido, exprimindo no mesmo ato seus sentimentos ambíguos: a vontade de matá-lo e a inibição.

Por isso, acredita que os tabus e as proibições morais são psicologicamente importantes, justificados pela existência de atitudes ambivalentes.

Freud concebe um processo evolutivo que corresponde ao mesmo tempo às diferentes fases do desenvolvimento histórico e individual. "Na fase animista, os homens atribuem onipotência a si mesmos. Na fase religiosa, transferem-na para os deuses, mas eles próprios não desistem dela totalmente, porque se reservam o poder de influenciar os deuses através de uma variedades de maneiras, de acordo com seus desejos. A visão científica do universo já não dá lugar à onipotência humana; os homens reconhecem sua pequenez e submetem-se resignadamente à morte e às outras necessidades da natureza.

Não obstante, um pouco da crença primitiva da onipotência ainda sobrevive na fé dos homens do poder da mente humana, que entra em luta com as leis da realidade" (Freud, 1969, p. 111).

AMBIGÜIDADE INCONSCIENTE

Para Freud (1969, p. 52), "a base do tabu é uma ação proibida, para cuja realização existe forte inclinação do inconsciente" e cujas proibições se dirigem principalmente contra a liberdade de prazer, a liberdade de movimento e a comunicação. Mas o movimento reprimido transforma-se numa predisposição para aquela ação: para segurar um soco, as pessoas apertam as mãos.

A repressão impede a ação, mas não impede a formação de atitudes, que serão sempre ambíguas: socar e não socar. Essa preparação ambígua é o inconsciente: o corpo visível e sensível, que geralmente está fora do foco da atenção (Gaiarsa, 1988a). Esse processo repressivo está envolvendo o sentimento de divisão: uma força do bem, que segura, e uma força do mal, que está pronta para agir.

Uma divisão que não elabora a contradição, porque a força inibida é entendida como o ímpio, não pode ser integrada.

TRANSFORMAÇÃO DO TABU EM TOTEM

O processo da transformação do tabu em totem põe o corpo em movimento, faz sair da engrenagem "segura-soca". Para tanto, a percepção da transformação contínua de todas as coisas, de onde emerge sempre algo novo à medida que outras coisas se destroem, é fundamental. Sem isso, não se poderá escapar da lei segundo a qual nenhum extremo pode ser vivido sem que desemboque no extremo oposto.

A dialética da biomecânica não é de duplos, mas de múltiplos, cuja combinação depende das forças da situação e do movimento em desenvolvimento. Portanto, o tabu deve ser entendido não somente como o desconhecido que se oculta (o inconsciente reprimido de Freud), mas também como o desconhecido envolvido com a novidade.

Esse processo abre mão da expectativa básica do messianismo: alcançar finalmente a estabilidade, a ordem, a permanência definitiva.

INIBIÇÃO E EQUILÍBRIO

Os processos biomecânicos estão comprometidos com uma inibição inevitável e indispensável para a manutenção contínua do equilíbrio. Tanto com a inibição inerente do sistema biomecânico quanto das forças do ambiente.

Esse processo não pode ser confundido com o que habitualmente se entende como repressão. Esta geralmente se refere ao impedimento de um movimento e uma substituição motora ideal para a ação reprimida, como no messianismo. Ou seja, existe uma ação que corresponde a uma idéia de "verdade descoberta", a ser colocada no lugar daquela impedida. O messianismo trabalha com a idéia de implantar a verdade transcendental para corrigir os erros do corpo, numa condução em série dos movimentos.

A idéia de que a vida é devoração, ao contrário, concebe a vida como transformação e possibilita a emergência de ações alternativas à inibida, sem recorrer à substituição. Favorece processos criativos e inventivos.

O jeitinho brasileiro corre por fora da substituição, porque não tem nenhum critério formal que determine a sua possibilidade e a saída que será providenciada.

TABU DO INCESTO E EXOGAMIA

Para Freud, o tabu corresponde a um desejo proibido. Corresponde ao desconhecido oculto, e os rituais envolvidos com ele ajudam a minimizar os conflitos decorrentes da ambivalência emocional. O principal tabu seria o tabu do incesto, que para Freud é constitutivo na mente humana, do qual emerge o sentido da Lei, por meio da sublimação.

As sociedades totêmicas atribuíam a filiação das pessoas da tribo a um totem, geralmente um animal. Os indivíduos só poderiam se casar com filhos de totem diferente. Para Oswald, o imperativo "só pode casar com o diferente" da exogamia das sociedades totêmicas ajudava a vincular os diversos grupos sociais em unidades tribais cooperativas ou não hostis.

A exogamia consistia, então, na percepção da diferença e na sua assimilação. Não era coercitiva, salvacionista, característica do imperativo "casar entre iguais". Essas sociedades consistiam nos primeiros agrupamentos humanos que apenas começavam o desenvolvimento da agricultura. "Nesta etapa não há lugar ainda para a acumulação privada de bens, nem para a apropriação de produtos do trabalho alheio. Os excedentes alimentares ou de outro tipo – geralmente produto da dadivosidade da natureza em certas quadras do ano – são destinados a gastos supérfluos, com atos de fé, ou do consumo festivo" (Ribeiro, 2000, p. 44). Não havia ainda começado a exploração do trabalho, a transformação do inimigo em escravo e sua classificação como ímpio.

O FREUD PATRIARCAL

As culturas totêmicas encontraram uma solução mais acertada do que, simplesmente, um modo de resolver conflitos e ambigüidades num estado que deveria, com o amadurecimento, ser vivido nas relações individuais, como Freud propunha.

Oswald de Andrade (1995, p. 142) acredita que "o freudismo se ressente dos resíduos de sua formação paternalista [...]. Numa sociedade onde a figura do pai se tenha substituído pela da sociedade, tudo tende a mudar. Desaparece a hostilidade contra o pai individual que traz em si a marca natural do arbítrio. No matriarcado é o senso do superego tribal que se instala na formação da adolescência".

Essas culturas foram sábias ao entender os problemas afetivos como problemas sociais, e nessa esfera elaborá-los. A psicanálise estudou a psicologia do patriarcado, embora "evidentemente, o criador da psicanálise não deu atenção especial à revolução do patriarcado" (p. 144) e, por isso, entendeu a psique patriarcal como uma psique universal, com a qual entendeu as operações primitivas, como a totêmica.

SISTEMA DE EQUILÍBRIO E PSIQUE PARTICIPATIVA

Muitos dos nossos conflitos e temores são coletivos, e a coletividade compreende a situação natural do corpo. Um exemplo perfeito disso é atribuir a uma decisão auto-suficiente do sujeito a responsabilidade por questões de equilíbrio, que estão fora de um controle deliberativo, como o medo da queda e os reflexos posturais de resistência. Personalizar os conflitos humanos dela decorrentes é um equívoco que pode gerar ainda mais problemas, mas "a todo instante atribuímos aos afetos ou ao outro a culpa de nos fazer cair ou a função de nos manter de pé ou vice-versa" (Gaiarsa, 1988a, p. 110).

Com a transformação do tabu em totem, os conflitos adquirem claramente uma conotação social e uma dimensão natural, mostrando que faz parte do ambiente (cultural ou natural) o que na modernidade foi experimentado como drama íntimo.

Os limites do movimento respeitam os parâmetros desenvolvidos na experiência do indivíduo e da espécie. Esses parâmetros sustentam os limites da atuação do corpo no meio, determinando o espaço próprio e também o que vai além dele. Por isso, Gaiarsa (1988a) propõe que o senso de eu está bastante comprometido com a noção espacial, com o espaço significativo.

SUPERIORIDADE PATERNA DO BOM HUMOR

A concepção de espaço próprio pode ser relacionada com a do Supereu, da psicanálise. O Supereu consiste na exigência de correspondência aos ideais paternos, o que significa, em psicanálise, colocar-se como o objeto do gozo do outro. O Supereu tem uma qualidade universal e equivale ao sentido abstrato de Lei. O par antagônico do Supereu é o Isso, que corresponde às pulsões básicas do corpo e à experiência mais imediata. Está relacionado à vulnerabilidade do corpo humano e ao movimento imprevisível das pulsões. Do conflito entre o Supereu e o Isso, entre as exigências do ideal e da vulnerabilidade do corpo, nasce o Eu.

Para Freud, em algumas situações de sofrimento inevitável, o Supereu se separa do Eu, e a ênfase psíquica é colocada no Supereu, que de sua invulnerabilidade ri dos interesses triviais do Eu temporal. Esse mecanismo ajuda a reprimir reações emocionais do Eu, economizando energia por meio do humor, permitindo ao Ego (identificado com o Superego) afirmar que as ocasiões para sofrer podem ser transformadas em prazer, correspondendo à afirmação do princípio do prazer (economia de energia) contra as circunstâncias reais: "qual o prazer que se obtém com o humor? O humor é uma economia de gasto com relação ao sentimento" (Freud, 1974, p. 189), por isso é regressivo como a neurose, a loucura, a intoxicação, sem ultrapassar os limites da saúde mental.

Para Freud (1974, p. 194), "o Superego tenta, através do humor, consolar o Ego e protegê-lo do sofrimento, isso não contradiz sua origem no agente paterno". A ligação entre o humor e a superioridade ideal não é estranha ao pensamento europeu, no qual o humor muitas vezes foi associado à capacidade de o espírito atemporal rir das desventuras da existência temporal. Embora Freud coloque o espírito no corpo, a relação hierárquica mente–corpo é mantida: uma qualidade espiritual e universal (o Supereu) ri das desventuras de uma qualidade corporal comprometida com o tempo. Alguns filósofos, como Hobbes e Hegel, entendem o cômico como um sentimento de superioridade espiritual com relação a outro ser humano, às contradições da vida e ao finito, por exemplo.

HUMILDADE MATERNA DO BOM HUMOR

Mas como compreender um Brasil bem-humorado cujo pai rejeitou a própria filiação para colocar no lugar da lei o imperativo do gozo? Isso implicaria uma fraqueza da instância ideal.

Maria Rita Kehl (2002, p. 180) diz, com base em Freud, mas se distanciando um pouco do que ele desenvolveu em *O humor*, que "a condição do humor é que o supereu não leve tão a sério o narcisismo do eu e, em contrapartida, que o eu seja capaz de abandonar seu compromisso de submissão à perfeição do supereu, herdeira das pretensões incestuosas do complexo de Édipo". A castração simbólica corresponde à castração das exigências e das expectativas do Pai, na qual o sujeito se coloca como o falo do Outro.

Assim, o que favorece o afrouxamento da submissão ao Pai é a desmoralização do Supereu por meio da castração, e a autora propõe que, nesse caso, pode acontecer uma outra coisa: a predominância do Isso (id) sobre o Eu (ego), que juntos riem do Supereu (superego). Essa manobra subverte a hierarquia clássica da concepção do humor como um sentimento de superioridade e invulnerabilidade do espírito sobre o corpo.

> O corpo também pode rir das ilusões invulneráveis do espírito!

O humor brasileiro pode ser entendido como o resultado da percepção das ilusões do Supereu, do "jeito certo", pelo filho que é capaz de rir das pretensões do pai, sejam elas quais forem.

JEITINHO E BOM HUMOR BRASILEIRO
O jeitinho é uma solução bem-humorada, como uma negação de adesão ao jeito pretensioso do pai vinda de um filho cuja atitude sustenta a idéia: "descubro meu próprio jeito sem querer que ele substitua o jeito do pai".

> O jeitinho não afronta o jeito do pai; boicota.

Alguns críticos do jeitinho parecem não querer um boicote, acreditando que uma afronta mais aberta seja a solução mais acertada. Roberto Gomes, por exemplo, relaciona o jeitinho com a dificuldade brasileira de assumir posição e ser radical, emperrando ações mobilizadoras de transformações mais grandiosas.

Este livro propõe que essa ênfase está comprometida com o movimento messiânico, quando remete ao jeito representativo. O jeitinho parece propor mais do que a substituição de um jeito representativo por outro.

É possível entender que o jeitinho está comprometido com o Isso, com a condição vulnerável do corpo – com a aceitação da "vulnerabilidade da condição humana" comum.

Jeitinho e mãe

Quando Oswald de Andrade propõe o humor contra as catequeses, está propondo uma alternativa à vida persuasiva do homem civilizado e patriarcal. Persuasão aqui entendida como a imposição do jeito certo, um modelo como medida dos homens pela semelhança e pela universalidade. Isso aproxima o jeitinho da mãe e das sociedades mágicas pré-patriarcais. E chega no sentimento órfico, que é "a dimensão louca do homem, sem a qual ele não vive e não se refaz dos golpes duríssimos do dia-a-dia. Se esse fluxo de sentimento animal não se gastar em arte, em política ou em esporte, terá, sem dúvida, que adotar o equívoco de uma religião confessional" (Andrade, 1992, p. 148). O orfismo deriva das religiões pré-patriarcais, cuja característica não é a persuasão ao ordinário, mas a consciência participativa, como o transe dionisíaco, por exemplo.

Consciência participativa

A totemização primitiva carrega uma intuição sábia: aquela que entende que os conflitos do indivíduo estão além do drama íntimo, individual e familiar, pois os dramas pessoais são entendidos como questões do corpo, da natureza, da comunidade e da cultura. É uma operação que tem um caráter mágico, pois corresponde a "uma consciência participante". A instituição totêmica não deve ser entendida como característica de uma consciência primitiva que com o desenvolvimento seria superada, como em Freud (1969, p. 113), para quem "a fase animista corresponderia à narcisista, tanto cronologicamente quanto em seu conteúdo; à fase religiosa corresponderia a fase de escolha de objeto, cuja característica é a ligação da criança com os pais; enquanto que a fase científica encontraria uma contrapartida exata na fase em que o indivíduo alcança a maturidade, renuncia ao princípio do prazer, ajusta-se à realidade e volta-se para o mundo externo em busca do objeto de seus desejos". Este paralelo do desenvolvimento histórico com o desenvolvimento individual em direção à consciência moderna mostra bem a influência do positivismo no pensamento de Freud, característico do ambiente científico do seu tempo, que já não está presente no pensamento de Oswald.

CARÁTER TRÁGICO E CONSTANTE LÚDICA

Nietzsche (1996, p. 44) diz que "no enfraquecimento do mito se exprime uma debilitação da faculdade dionisíaca". O mito fundamental de toda cultura é a tensão entre a força apolínea e a força dionisíaca. Apolo é a individualidade, a forma, a força que faz com que cada coisa queira, com que se afirme a individualidade e a vontade de ser. Como Édipo lutando contra a força do destino. Dionísio é vontade de fusão, é o todo para o qual tudo retorna, é o sentido de participação que ameaça as forças da individualidade. A cultura socrática e erudita, que desembocou nos ideais modernos, associou o apolíneo à verdade e ao bem, e o dionisíaco ao engano e ao mal. Com isso, se desenvolveu uma cultura otimista, cuja característica é a vitória sobre a vida, tida então como insuficiente e movida para uma plenitude futura. O otimismo, portanto, é messiânico. Como alternativa à consciência otimista, a consciência trágica é capaz de entender a relação entre essas forças e, com isso, valorizar a vida.

Com Nietzsche, a filosofia da devoração se coloca contra o otimismo messiânico. A superação do messianismo corresponde ao retorno dialético à época do início da agricultura, no neolítico, quando o poder feminino era reconhecido e fortalecido. Depois da época dos caçadores, na qual a morte exercia um fascínio entre os homens, os valores da vida começam a chamar a atenção e, com eles, a mãe passa a ser figura central. Mas na Europa Ocidental não se percebe um significativo desenvolvimento da Grande Mãe, como se "a religiosidade tivesse permanecido arcaicamente ligada ao problema da morte e das coisas funerárias" (Badinter, 1986, p. 63).

Essa diferença pode ajudar a compreender o distanciamento de Oswald (homem dos trópicos) da afirmação do caráter trágico de Nietzsche (europeu ocidental). Enquanto Nietzsche reforça a consciência trágica, como alternativa ao otimismo antivida, Oswald (1995, p. 144) propõe a consciência lúdica, "o homem é o animal que vive entre dois grandes brinquedos – o amor onde ganha, a morte onde perde. [...] A arte livre, brinco e problema emotivo, ressurgirá sempre porque sua última motivação reside nos arcanos da alma lúdica".

A constante lúdica está mais próxima do que se reconhece como valores femininos: segurança, proteção e comunicação.

LÚDICO E HUMOR

Ao contrário da tragédia, que coloca o homem entre duas grandezas em confronto e que se contradizem, o cômico coloca o homem entre o valor e a carência de valor (Vázquez, 1999). E a característica do humor, como variação do cômico, é que ele vê as ilusões e a insuficiência da grandeza com compaixão.

Essa diferença entre o cômico e a tragédia parece corresponder ao que foi desenvolvido acima: o jeitinho não propõe um jeito como grandeza, contra outro jeito, também concebido como grandeza. O jeitinho desqualifica a grandeza à qual não se submete.

> O jeitinho não é trágico, ele é cômico e
> bem-humorado, pois que envolve a compaixão!

Humor e desapego

O riso transforma tanto quanto o choro, pois em ambos há uma rendição muscular, um movimento de desapego de alguma forma delimitada. Para Gaiarsa, o humor corresponde à capacidade de entregar-se às oscilações do corpo e à ampliação dos limites habituais do movimento e da respiração. Tanto o riso quanto o choro soltam o diafragma e exigem uma retomada de posição, transformando uma ação que estava em curso. Portanto, "uma atitude inconsciente – má preparação – nos põe deslocados na situação; daí em diante os erros se somam e, se não houver um bom humor salvador, poderá haver tragédia" (Gaiarsa, 1988, p. 98).

E aqui o bom humor também leva as coisas ao seu justo limite, como a tragédia.

Oswald (1992, p. 288) reparou que "os desastres que marcam essas grandes e trágicas vidas provêm justamente do desajustamento pela incapacidade de viver o normal, de ser adulto e de chegar ao tipo ideal de civilizado. O artista traz sempre em si o estigma do primitivo, do louco e da criança". Isso é totalmente inspirado em Freud (1969, p. 113), para quem "apenas em um único campo de nossa civilização foi mantida a onipotência de pensamentos e esse é o campo da arte. Somente na arte acontece ainda que um homem consumido por desejos efetue algo que se assemelhe à realização destes desejos e o que faça com um sentido lúdico produza efeitos emocionais – graças à ilusão artística – como se fosse algo real. As pessoas falam da 'magia da arte' e comparam os artistas aos mágicos. Mas a comparação talvez seja mais significativa do que pretende ser".

Freud trabalha sempre com a idéia de recalque e sublimação e é ela que faz a diferença em relação a Oswald de Andrade, que enfatiza mais a novidade e a invenção.

O GRANDE INIMIGO

Quando Oswald concebe o grande tabu como Deus, o desconhecido último, está propondo uma inversão que coloca Deus como o inimigo. Não um inimigo que vai agir contra o homem – não se trata de uma visão messiânica. Ao contrário, a idéia de Deus como inimigo impede aquela adesão ao transcendente e à dissolução das posições. Exige resistência, posição, atitude, comunicação. Exige a transformação do tabu em totem.

O tabu é um limite que exige uma solução criativa, e não uma proibição por meio da adesão a uma verdade.

Transformar o tabu em totem é transformar as forças que abalam a postura em novo movimento, renovado.

MEDO DA QUEDA

A idéia da vida como devoração está envolvida com a percepção da morte, continuamente convertida em vida. Mas tão imperativo quanto o temor da morte é o temor do próximo passo.

O temor do próximo passo é o temor da queda, continuamente convertida no passo seguinte. Essa condição básica da natureza bípede do corpo humano tem relação com a consciência da vida como devoração, já que o próximo passo leva ao momento seguinte e ao próximo lugar: ao imprevisível.

Assim, o mito da queda pode ser relacionado ao fato de que "a dignidade humana está indissoluvelmente ligada à ortostática. [...] A falha na ortostática reaviva incoercivelmente nossos esquemas quadrúpedes de posição e movimento" (Gaiarsa, 1988a, p. 63) e, pelo mesmo motivo, entregar-se aos instintos liga-se ao abandono da dignidade. A posição ereta, que venceu as forças da terra e a dominou, também envolve o risco e o medo de vir abaixo, cair, ajoelhar, ficar de cócoras, rastejar.

A condição biomecânica do equilíbrio do corpo humano permite uma determinada compreensão sobre a mitologia da queda, cujo significado simbólico provavelmente se relaciona ao medo de levar um tombo. O inesperado afeta a organização muscular e os parâmetros da postura, provocando o risco de queda. Curiosa é a ligação da moral da queda, ligada a "decadência", "degradação", "humilhação".

O MITO DA QUEDA

Oswald (1992, p. 279) também reparou que "o êxito mundial da versão do Gênese explica-se porque de fato ela roça o problema, apenas informando-o com a carga ético-religiosa em que o prendem em um credo salvacionista. De fato, o homem é um decaído, mas nunca por culpa ou pecado seu ou de sua companheira. Melhor seria dizer que possui uma natureza frustrada que não pode prescindir dos recursos de defesa e de ataque que possuem ou outros a fim de subsistir. Daí provenha de seu cérebro e, por conseguinte, tanto a sua técnica de comunicação, falar, escrever, criar a roda e a vela, quanto a sua técnica de recuperação mental e psíquica que contém religiões, mitologias, céus, infernos, apocalipses e messianismos".

Ele não percebeu exatamente a relação entre a queda e a biomecânica, mas pegou a pista. Percebeu que "o desguarnecimento da infância, a sua demorada capacidade em andar e se exprimir, que deve ser procurada a constatação do seu déficit essencial que faz do homem por oposição o transformador e o mestre da natureza que o envolve" (p. 279).

Trata-se do aprendizado biomecânico no centro dos interesses sobre os fenômenos da consciência.

O JEITINHO NÃO DEIXA CAIR

O jeitinho brasileiro propõe um outro modo de lidar com o risco de queda, capaz de abrir mão do orgulho e de experimentar a transformação por meio da percepção do outro, que deixa de ser o culpado que ameaça o equilíbrio habitual para ser apropriado como força renovadora.

A perspectiva salvacionista trabalha com a idéia de vencer definitivamente a queda, portanto não se permite abalar. Irá defender a estabilidade das estruturas e das normas que mantêm as instituições em pé. O jeitinho será visto como uma ameaça à estabilidade do sistema, como um movimento capaz de levá-lo abaixo.

No entanto, é justamente a restrição das oscilações do equilíbrio que o deixa vulnerável ao tombo. Quanto mais rígido, maior o impacto da queda. A flexibilidade provocada pelo jeitinho favorece a versatilidade necessária à criatividade do equilíbrio, assim como pode minimizar o impacto da queda.

A DIFERENÇA NO JEITINHO BRASILEIRO

O jeitinho não pressupõe que os esforços pela vida devam ser conduzidos por uma instância modelar a ser reproduzida em série, com a função de proteger a subjetividade dos perigos da diversidade, da circunstância e da parcialidade.

Ao contrário, está envolvido com uma percepção da diferença e pode ser localizado nessa genealogia que remete à economia do ser das sociedades matrilineares.

Uma das características das filosofias da diferença é a compreensão de que a ação humana não é mobilizada por uma falta: falta de verdade, de virtude, de beleza; enfim, cujo desejo é o movimento na direção daquilo que supre a falta.

Em Nietzsche, por exemplo, o que move é a vontade de poder, e não um vazio que quer ser preenchido, como aparece de Sócrates a Hegel, até Freud. Deleuze (1998a, p. 94) percebe que em Freud ainda está presente essa concepção de homem como um ser de falta: "Para renovar a velha distinção desejo verdadeiro/desejo falso, a psicanálise dispõe de uma rede perfeita sobre o assunto: os verdadeiros conteúdos do desejo seriam as pulsões parciais ou os objetos parciais; a verdadeira expressão do desejo seria o Édipo, ou a castração, ou a morte; uma instância para estruturar o todo. [...] Dizemos o contrário [...] O desejo é revolucionário porque quer sempre mais conexões e agenciamentos. Mas a psicanálise corta e achata todas as conexões, todos os agenciamentos, ela odeia o desejo, odeia a política".

FREUD E REICH NA CENA SOCIAL

Reich (1977, p. 81) lembra, a respeito da sua convivência com Freud: "fui ter com ele e disse-lhe que queria começar a trabalhar numa base social. Queria me afastar das clínicas, do tratamento individual, e entrar na cena social. Freud foi muito favorável. Ele via toda a questão social. É completamente absurdo quando, atualmente, as escolas de psiquiatria[6] de Washington e Horney dizem que Freud se recusou a considerar a sociologia".

No entanto, Reich (1977, p. 86) também reparou: "Freud concordava comigo com relação a princípios. Mas quando se chegou a casos concretos, tais como atacar a atitude compulsiva da família, a organização da família, ele insurgiu-se contra mim [...] ele não aceitava que a saúde sexual implica-

---

6 As chamadas escolas dinâmico-culturais de psicanálise de Washington (Harry Stack Sullivan) e Horney salientam os fatores ambientais e culturais na gênese da neurose, enquanto tendem a ignorar o biológico (libido) (Reich, 1977, p. 81).

va o ataque a certas instituições que se lhe opunham", assim como lembra que "Freud era muito favorável à nova legislação da Rússia, apesar de um pouco hesitante quanto às facilidades de divórcio e aos seus efeitos sobre a família. Era bem claro para mim que ele se sentia constrangido a esse respeito. Ele queria libertar-se do seu próprio casamento. Mas não conseguia [...] Freud era uma mistura curiosa de espírito aberto e de um senhor professor de 1886" (p. 44).

Desejo afirmativo

Gaiarsa (1984a) reparou que desejo vem do latim: de-*siderio*. *Sid* significa estrela, como em sideral. Desejo, portanto, significa "seguir a estrela". Seguir a estrela não remete à busca da completude. Significa estar orientado, ter sentido.

Portanto, não está comprometido com uma insuficiência que se move na direção daquilo que o completará, não vai de dentro para fora. Desejar é fazer sentido na situação. O desejo está comprometido com a configuração de forças e com a elaboração de sentido dentro dela; assim, depende da consciência participativa.

Isso é que chama a atenção com relação à visão de mundo do índio antropófago que comia o inimigo, numa situação ritual que envolvia toda a tribo. Não comia movido por uma insuficiência que devia ser preenchida, fosse fome ou qualquer falta espiritual. Ele não comia o inimigo para ser preenchido, mas para transformar o adverso em favorável, mobilizando forças de renovação. Era um desejo afirmativo.

Afetos e sentido

O sentido ou o desejo está envolvido com os afetos. Os afetos mudam nossas tensões e forma e provocam, portanto, desequilíbrios. Esses desequilíbrios desatam desejos: a necessidade de orientação em relação ao outro. Esses desejos emergem como movimentos expressivos. O afeto transforma por meio do desejo, que define o corpo ao se vincular e, nesse vínculo, sustenta o sentido.

Um animal deficitário

Oswald (1992) desenvolve uma definição de homem como um animal deficitário, tão totalmente deficitário que não chega a caber numa filosofia da falta, pois nada pode suprir o que falta. A deficiência máxima impede uma cognição norteada pela semelhança, pelo mesmo, porque não há a possibilidade de um objeto em foco.

Como não se trata de uma deficiência específica num todo parcialmente bem acabado (nadar, achar comida, cavar buraco), não cabe ao homem a concepção de incompletude, de falta a ser preenchida pela verdade, pela beleza, pela virtude, pela asa, pelas garras etc.

Os segredos da humanidade estão muito menos num adulto capacitado com os métodos de descobrir o que lhe falta, do que na infância, em que a completa deficiência mobiliza as mais belas forças afirmativas.

Desejo nos sistemas auto-organizadores

A natureza, entendida como um sistema dinâmico e auto-organizável, ajuda a compreender o erro do messianismo ao apoiar o desejo na falta. Num sistema dinâmico auto-organizador não existe falta, porque a existência não está em dívida com uma perfeição oculta.

Conhecimento e referências são padrões ligados à estabilidade e à memória. Existem condições para processos verdadeiramente novos e inventivos, cujo conhecimento não corresponde à verdade oculta. A memória não pode sozinha resolver o momento e a novidade que ele carrega. É preciso um jeito.

Atlan (1992, p. 119) acredita que o erro do intelectualismo foi ter associado o querer ao conhecido[7], pois "a consciência diz respeito, antes de mais nada, ao passado". Num mundo onde a novidade existe, o querer não pode ser situado no campo do conhecido, "a auto-organização inconsciente [...] deve ser considerada como o fenômeno primordial nos mecanismos do querer, voltados para o futuro, ao passo que a memória deve ser situada no centro dos fenômenos da consciência" (p. 118).

MEMÓRIA E QUERER

Mas a memória e o querer são instâncias que se tocam.

Existem os fenômenos híbridos, como a consciência voluntária e os desejos conscientes. A consciência voluntária pode ser entendida como intervenção dos elementos anteriormente memorizados nos processos de resposta organizadora a estimulações do meio ambiente (Atlan, 1992).

O querer consciente pode ser entendido como "resultado da emergência na consciência, isto é, da exibição como memória, de alguns processos auto-organizadores", que habitualmente se desenrolam "como uma sucessão de operações estruturantes e funcionais que não necessariamente fazem intervir mecanismos de estocagem na memória" (Atlan, 1992, p. 120). Pode-se compreender Oswald (1995, p. 51) quando diz: "contra a memória fonte de costume. A experiência pessoal renovada".

Portanto, o inconsciente não é resultado do recalcamento e da censura dos desejos, como um fenômeno secundário, cujo fenômeno primário seriam os desejos. O querer in-

---

[7] A idéia de que a vontade é uma espécie de alavanca, sob comando do intelecto que conhece antes de colocar o corpo em movimento, desenvolvida nestes termos por Ryle (1970) em *O conceito de espírito*.

consciente corresponde ao conjunto dos mecanismos por meio dos quais o organismo transforma as agressões aleatórias e a novidade em capacidades novas de sobrevivência, assim como a repetição dessas capacidades – a transformação do tabu em totem!

Esse movimento do querer inconsciente não precisa se tornar consciente e se transformar em desejo mais definido; isso pode mesmo bloqueá-lo. O desejo implica a emergência do querer na consciência, o que significa a sua inscrição como memória e uma representação "conhecida" (Atlan, 1992).

Animismo contemporâneo

Esse processo auto-organizador é bastante parecido com a transformação do tabu em totem. E se aproxima da ética mágica, porque as forças auto-organizadoras não expulsam, nem explicam, nem convertem o mal. Elas assimilam a força do desconhecido, transformando-o em força renovadora. Esse processo é por definição animista, pois este atribui à natureza a participação na consciência.

O 'animismo contemporâneo' corresponde a uma compreensão do homem imerso na natureza, não numa natureza-máquina, mas numa natureza cheia de forças, de invenções e de vontades, que o ato mágico é capaz de conquistar, mas jamais dominar.

Oswald (1995, p. 184) lembra que o século XIX tratou do desenvolvimento de um ateísmo sem Deus, como Marx, Nietzsche e Freud, e essa recusa de Deus desembocou no fracasso dos seus esforços anti-religiosos. No entanto, o século XX admite a existência de um ateísmo com Deus, capaz de aceitar que "o que persiste no fundo é o sentimento do sagrado que se oculta no homem, preso ao instinto da vida e ao medo da morte".

SENTIMENTO ÓRFICO

Embora não trabalhe com a separação entre espírito e matéria, Oswald (1992, p. 290) não se converte num materialista, mas num mágico que reconhece que "o sentimento órfico é o subterrâneo alimento onde vicejam essas ardentes necessidades irracionais. O ateísmo do século passado – o ateísmo sem Deus – caiu por si aos pedaços. Hoje, poder-se-ia admitir em certos filósofos esse curioso paradoxo – um ateísmo com Deus".

Reich também aceita a experiência genuína do sentimento oceânico, que Oswald chama de sentimento órfico. Freud acreditava que essa experiência correspondia a um processo regressivo, de fuga da pressão exercida pela realidade, como um retorno ao útero. Quanto a isso, Reich, (1997, p. 93) observa que "Freud era um intelectual. Ele acreditava no papel todo-poderoso da mente, isto é, do intelecto sobre as emoções [...]. Mas tal atitude entrou em conflito com o rumo que tomaram os trabalhos sobre genitalidade, em que as emoções estão implicadas, a 'corrente', as emoções no corpo. Freud rejeitou a existência das chamadas *ozeanische Gefühle*. Não acreditava em tal coisa, nunca entendi bem por quê. É tão óbvio que as *ozeanische Gefühle*, a sensação de unidade entre indivíduo e a primavera e Deus, ou o que as pessoas chamam de Deus, e a natureza, é um elemento básico em todas as religiões, em todo o sentimento religioso, na medida em que não for doentio ou deturpado. Freud rejeitou isso, lamento dizê-lo, tive a sensação que ao dominar a sua própria vivacidade, a sua própria vivacidade biológica, ele tinha que se coarctar a si próprio, sublimar, viver de um modo que não gostava, renunciar".

O COSMOS PARTE DO EU

Essa relação entre corpo, consciência e natureza permite uma inversão bastante interessante. As religiões messiânicas trabalham com a idéia de que existe um todo no qual o eu faz sentido, e para o qual se deve converter e aderir. Oswald (1995, p. 49) inverte a relação e propõe "Da equação do Eu parte do Cosmos ao axioma Cosmos parte do Eu". O cosmos parte do eu corresponde a esse processo contínuo de transformação das forças desfavoráveis em forças favoráveis; esse é o mecanismo do processo mágico. É um processo mais ligado à invenção do que à descoberta da verdade oculta. É mais comunicativo do que informativo. É alteridade e não persuasão.

Trata-se de um passo na direção de uma participação radical, que entende que as condições estruturais da mente não estão nem no mundo externo (fora), nem de volta para a mente humana (dentro). Os processos não explicativos do querer assimilam as forças novas e ameaçadoras, transformando-as em impulso para a continuidade da vida, fazem aceitar uma sabedoria das forças da natureza e não do transcendente dono de todas as respostas e soluções. Portanto, "cansamo-nos de adorar e temer o que se escondia sob as nuvens. O pára-raios liquidou com Júpiter. Hoje os homens querem ver os deuses de perto" (Andrade, 1992, p. 166).

PARÚSIA AQUI. E VINGANÇA AQUI.
ANDRADE, 1992, P. 197

Oswald (1995, p. 205) chama a atenção para a ligação entre as utopias e o termo parúsia, "destinado a indicar a volta do Deus vingador para repor as coisas em seus eixos numa situação social errada". A idéia que o termo parúsia carrega chama para a terra e indica a emergência de um processo mágico.

Utopias nasceram da inspiração provocada pela descoberta do novo homem do novo mundo. A concepção de parúsia, o retorno de um Deus vingador, liga-se às utopias na medida em que também está comprometida com a transformação da concepção de trabalho e de valorização do homem, envolvida na idéia de correção das injustiças no mundo, contra o privilégio do ócio, "de modo que, sob o signo das Utopias, é todo um evangelho de trabalho ativo, e ao mesmo tempo de igualitarismo, que se constrói e afirma nos sonhos de Morus e de Campanella" (Andrade, 1995, p. 173).

UTOPIA

As utopias estão comprometidas com a vida sobre a terra, e sobre ela entende a vida humana como processo que deve ser assumido e bem vivido. Compartilham da idéia de que "o engano do homem é esquematizar a sua própria natureza e criar necessariamente um conflito entre o que ele é (natureza) e o que deseja ser (esquema idealista da própria natureza)" (Andrade, 1992, p. 276).

As utopias não estão comprometidas com um esquema idealista da própria natureza, porque elas estão ligadas à percepção da vida como processo. Não precisam desembocar num procedimento persuasivo, mas mágico. As utopias renascentistas são movidas pelo ódio ao ócio de classe apoiado no esquema idealista da natureza de uns poucos, que produziu as desigualdades medievais. O ócio de privilégio de classe é bastante diferente do ócio da selva. Movida pela vontade de democratização do ócio por meio da concepção moderna de igualdade pelo trabalho, "trabalho que permanece uma virtude dignificante ante os grosseiros vícios do Ocidente medieval" (Andrade, 1992, p. 176), a humanidade perceberia que "seria através do negócio e não de seu oposto que o homem iria atingir as verdadeiras alegrias do descanso" (Andrade, 1992, p. 202).

O IMPEDIMENTO DO DIREITO
AO ÓCIO PELA DOUTRINA DA ELEIÇÃO
A Reforma Protestante relacionou o negócio à doutrina da eleição: o sucesso no negócio corresponde à benção concedida ao povo eleito. Essa concepção dificultou a superação da ideologia do trabalho e a superação da sociedade do negócio em direção a uma nova idade igualitária do ócio.

A formação não protestante do Brasil pode favorecer o nascimento, entre nós, de uma concepção de vida alternativa ao negócio e à doutrina da eleição. Oswald (1992, p. 203) acredita que "seria dialeticamente através do negócio, estímulo dorsal da técnica, que o homem poderia concretamente aspirar ao seu contrário, o ócio, e enfim, conquistá-lo. O Brasil foi apenas a profecia deste horizonte utópico do ócio. Mas o foi esplendidamente". Trata-se da vitória da massa órfica e matriarcal que expulsou os protestantes holandeses do Brasil, de Recife.

O cristianismo brasileiro vitorioso, com característica inclusiva, pagã e ecumênica, pode fazer frente à doutrina da eleição por meio do sucesso no negócio, sustentando o valor do ócio.

MESSIAS VINGADOR E SISTEMA DE EQUILÍBRIO DO CORPO
O sistema de equilíbrio do corpo pode ser comparado com o Messias, que renasce a cada instante para recolocar as coisas – o corpo – nos eixos. É assim que, para Gaiarsa (1988, p. 170), "o problema com o Messias está mais na capacidade de responder a ele, e não em esperá-lo. Na verdade, nem sequer responder é necessário; basta perceber o que acontece e seguir. Antes de começarmos a pensar numa situação nova já tomamos posição diante e dentro dela.[...] Basta saber como estamos e logo saberemos o que pretendemos, qual a nossa intenção".

É preciso perceber a ação do Messias recolocando as coisas nos eixos, a cada passo. Para tanto, é preciso aceitar que elas estão em movimento e transformação.

Essa ligação entre o Messias e o sistema de equilíbrio faz sentido mesmo em Oswald de Andrade (1992, p. 234). Ele também reparou que "o homem possui uma dimensão religiosa ligada aos seus instintos e desenvolvida pelos seus reflexos".

VALORES HUMANOS E MOTRICIDADE

Noções, valores e sentimentos considerados subjetivos e que norteiam a vida humana estão ligados à motricidade. A própria noção de "nortear" indica a motricidade, porque significa orientação: ir para, ir a favor, ir contra ou afastar-se de. "Vamos para" quando aspiramos, amamos, admiramos. "Nos afastamos" quando odiamos, tememos, desprezamos. Com base nisso, Gaiarsa (1988a, p. 196) repara que "sempre há um ponto de referência no mundo.[...] Às vezes o ponto se cria no prolongamento virtual do movimento. Muitas vezes, o movimento vem primeiro e o ponto – o ideal, a meta, o objeto – são vistos depois, na continuação do movimento. Nem sempre é o ideal que me atrai; muitas vezes há simplesmente atração, em função dela 'vemos' o ideal".

Isso lembra a observação de Oswald de Andrade (1995, p. 141) a respeito da fenomenologia, o quanto leva para as questões da motricidade levantadas acima: "se não dermos à moderna fenomenologia o valor apenas metodológico que ela tem, estamos de volta a todas as formas de exaltação do conceito de Ser, de Parmênides. O que é apenas coordenada, momento estável de uma simples relação de movimento, passa a ser configurado em motor-imóvel".

Do ponto de vista da motricidade humana, são as coordenadas fundamentais: posição, orientação, localização e conformação. Essas coordenadas não são fixas. Como momento estável de uma simples organização do movimento, estão comprometidas com a necessidade de manter o equilíbrio nas relações em curso. Sem estas não há possibilidade de sentido nem de significado — é com elas que é preciso achar o jeito!

CRUELDADE DO MUNDO E A UTOPIA COMO JEITO

Edgar Morin (1995, p. 230) desenvolve uma idéia que pode ser aproximada da operação de transformação do tabu em totem, quando diz que "no seio da crueldade do mundo, e assumindo essa crueldade, as forças de união, de comunicação, de auto-eco-organização da vida, por muito fracas que sejam, foram capazes de se difundir nos oceanos, de se estender pelos continentes, de se lançar nos ares [...] O prosseguimento do esforço cósmico desesperado que, no humano, toma a forma de uma resistência à crueldade do mundo, é a isso que chamarei de esperança". A esperança é um jeito.

A relação que faz dessas forças com o sentimento de esperança é próxima daquela do Messias que recoloca as coisas nos eixos: a sociedade ou o corpo. Não se trata de um eixo fixo à espera de ser redescoberto e que tenha degenerado através do tempo. Mas de um eixo sempre novo e ao mesmo tempo descoberto e reinventado, como o processo do jeito. Ajuda a entender a idéia de que é "sempre a utopia levantando o braço sedento de Justiça contra as feições absolutistas da Divindade ou sua pesada indiferença" (Andrade, 1992, p. 199).

Os eixos em torno dos quais as forças do corpo se organizam não são fixos nem definitivos. As forças de agregação da postura assumem a crueldade do mundo para resistir à destruição e continuar o movimento; o corpo precisa elaborar as forças que o afetam e ameaçam para permitir que o Messias renasça a cada instante, corrigindo os descompassos.

Um jeito vingativo contra a destruição rancorosa

O homem erudito considera-se superior aos outros animais, aspira a completude que lhe é direito especial, e pode ser conquistada com métodos corretos. O homem erudito aspira por princípios capazes de transformar os homens menos semelhantes em mais semelhantes. Essa concepção é contrária à do homem cordial de Oswald de Andrade (1995, p. 47), descendente do antropófago, cuja fala é: "só me interesso pelo que não é meu". Esse interesse não é mobilizado pelo sentimento de falta, já que não se trata de uma unidade a ser conquistada.

Como não é movido pela falta que deve ser preenchida pela verdade, não pretende combater o mal nem converter o ignorante, mas vai exercer a vingança apropriando-se do poder do inimigo, poder que não é nada que lhe falta, mas que pode fortalecê-lo.

Essa concepção de vingança aparece no sistema de equilíbrio, pois "sobre nossas qualidades mecânicas de equilíbrio instável (mas sempre ativo), se instala a astúcia das respostas vivas. Na luta, as boas atitudes de defesa são sempre, ao mesmo tempo, base para um ataque; a posição de proteger-se de golpes que vêm de fora se transforma, num instante, em base para um contragolpe" (Gaiarsa, 1984a, p. 117).

> Toda força exercida sobre o corpo provoca uma reação que a absorve e a devolve, de um certo modo, ao mundo. Isso é um jeito vingativo não rancoroso.

No entanto, pode-se resistir àquilo que afeta o corpo de um modo messiânico e entender as forças que abalam o equilíbrio do corpo como forças do mal que impedem a perpetuação dele, do esquema idealizado perpetuado na forma do corpo.

A CULPA É SUA!

O jeitinho não acontece nas situações em que "a culpa é sua". Esta pode ser entendida "como expressão sociopsicológica da tenacidade automática de nosso parar de pé, e de nossa inconsciência com relação a este fato [...] Como o erro é só seu, SÓ VOCÊ tem de fazer (ou desfazer) isto ou aquilo. Eu PERMANEÇO COMO ESTOU/SOU, meu EU permanece como está (é) – não me movo e não saio do lugar (mantenho a minha posição)" (Gaiarsa, 1984a, p. 111).

Essa resistência é messiânica. É um jeito messiânico que não admite o jeitinho, ligado à filosofia da semelhança contra a percepção, aceitação, afirmação e assimilação do diferente. A resistência aos afetos inesperados aspira à sua perpetuação. Aquilo que perturbou a organização das posições conhecidas deve recuar a fim de que as coisas voltem para o seu devido lugar.

PONDERAR É BALANÇAR

Quando alguém diz "preciso ponderar", geralmente se entende que a pessoa vai confrontar argumentos pró e contra num processo intelectual e teórico. No entanto, ponderar provavelmente remete ao balanço do corpo ao ensaiar formas de equilíbrio na situação em questão, o que corresponde a atitudes e posições emergentes. Esse ensaio balançado, porque exige aumento e variabilidade das oscilações do corpo, pode ser relacionado ao fluxo contraditório de pensamentos e sentimentos da ponderação.

O mesmo acontece depois de um choque afetivo. Quando somos afetados, a sensação subjetiva é de insegurança: a postura não está conseguindo nos segurar. Caso o processo de ponderação não seja possível ou impedido, as forças que resistem ao desequilíbrio agirão rapidamente contra o risco de queda. São forças vitais, "os processos automáticos de compensação dos desequilíbrios e de manutenção das atitudes operam muito antes de a consciência sentir o perigo" (Gaiarsa, 1988a, p. 60).

Não havendo condições de desenvolvimento do processo criativo da ponderação, essas forças podem chegar à expressão conservadora, contra o contato e o afeto que ameaçam os padrões habituais de movimento e ação. Esse movimento é característico de todas as religiões apoiadas na luta do bem contra o mal, num mal objetivado, exterior, com relação ao qual se deve manter puro e, para tanto, acredita-se na reprodução de um modelo de comportamento universalmente válido. Epistemologicamente, corresponderá à sensação subjetiva de dominar a verdade e, eticamente, à necessidade de defendê-la, impondo-a por meio da dominação.

ÉTICA DA VINGANÇA

Tudo isso fortalece o enunciado por Oswald de Andrade, de que a visão de mundo do primitivo responderá à crise histórica que é também uma crise da ética messiânica. Para Oswald (1995, p. 17), mesmo depois da cristianização dos povos indígenas e africanos, "o paganismo tupi e africano subsiste como religião natural na alma dos convertidos, de cujo substrato inconsciente faz parte o antigo direito de vingança na sociedade tribal tupi". Essa vingança não pode ser entendida do ponto de vista messiânico, do "olho por olho, dente por dente".

Corresponde a um procedimento diferente daquele que pretende derrotar o mal (o diabo), assim como suprir a insuficiência do bem (a ignorância), pela persuasão ou pela punição. A vingança da qual fala Oswald de Andrade não pressupõe que o inimigo seja insuficiente com relação a um bem, nem pressupõe que o inimigo seja "o mal", aquele que renega o bem. É uma ameaça que exige defesa: a transformação do adverso em favorável, criando uma coisa nova – um totem.

VINGANÇA E COMPREENSÃO

Essa idéia do direito de vingança talvez esteja mais próxima à ética apontada por Morin, a auto-ética. Desenvolve uma ética com base no processo evolutivo comprometido com o corpo e a cultura. Entende que "a crueldade é constitutiva do universo, é o preço a pagar pela grande solidariedade da biosfera, é inelinimável da vida humana [...] As únicas resistências residem nas forças de cooperação, de compreensão, de amizade, de comunidade e de amor, na condição de serem acompanhadas pela perspicácia e pela inteligência, cuja ausência se arrisca a favorecer as forças da crueldade" (Morin, 1995, p. 231).

Diante desta tensão entre destruição e cooperação, Morin propõe uma ética da incerteza. Essa ética é movida pela esperança e tem como fundamentos: a auto-crítica, sempre ameaçada pelo egocentrismo; consciência da complexidade humana, das múltiplas personalidades e capacidades inusitadas que emergem em situações inesperadas; consciência das derivas históricas, os acontecimentos que envolvem as pessoas, levando-as a agirem como que possuídas por uma idéia, uma causa; compreensão, como os outros chegam a ter idéias, opiniões e crenças que julgamos absurdas, e pede a argumentação e a refutação, no lugar da persuasão e da exclusão; recusa do castigo, impedindo o contágio do mal em todos; comunidade, consciência de participação, cujas raízes mergulham no mundo vivo; consciência das incertezas e das contradições éticas, inevitáveis diante das dificuldades do autoconhecimento, da autocrítica, das incertezas das conseqüências da própria ação e dos imperativos éticos contrários; o conflito entre o ético e o político que exige uma dialógica e que surge diante das dificuldades de uma ética de princípio em se relacionar com as exigências da realidade, e se torna um angelismo, assim como "de e um realismo político sem princípios que aceita todos os fatos consumados" (Morin, 1995, p. 93). Essas questões todas remetem àquelas levantadas para o jeitinho brasileiro.

E admite as grandes dificuldades envolvidas no conflito entre a batalha política e a compreensão. Mas ele adverte que é possível compreender "o adversário enquanto se combate com ele" (p. 94), uma idéia bastante parecida com a de Oswald de Andrade, de que o inimigo deve ser compreendido na sua diferença e assimilado fortalecendo-nos. Isso significa que não está sujeito à conversão. Ele reforça que "é sempre preciso salvar a compreensão, pois só ela faz de nós seres ao mesmo tempo lúcidos e éticos [...] A única moral que sobrevive à lucidez é aquela onde existe conflito ou incompatibilidade de exigências, ou seja, uma moral sempre inacabada, fraca como o ser humano, e uma moral com problemas, em combate, em movimento como o próprio ser humano. Assim, portanto, em cada um dos nossos movimentos, em cada uma das nossas intenções, em cada um dos nossos atos, a nossa auto-ética está submetida à incerteza, à opacidade, à cisão, ao afrontamento" (p. 94).

Pode-se perceber as afinidades dessa ética com as questões levantadas neste livro.

CULPA E COMPREENSÃO

A vingança da qual fala Oswald de Andrade implica o valor da compreensão, pois admite que o inimigo tem valores próprios que devem ser assimilados. Não pode ser confundida com a vingança que Moisés lançou sobre o povo que conduzia pelo deserto, quando desceu do monte e os encontrou afastados de Jeová, e mandou os que permaneciam fiéis matar com as próprias mãos seu próprio pai, irmãos e filhos infiéis, pela honra de Deus (Miles, 1997).

E aqui aparece uma outra – não diferença, mas ênfase –, que é a ênfase que Morin (1995, p. 85) dá à consciência da culpa: "a possibilidade de arrependimento e de redenção, a virtude do perdão. Contra os 'castigai, castigai, castigai!', há as palavras sublimes: 'Perdoai-lhes porque não sabem o que fazem'. 'Eles não sabem o que fazem' não é somente uma verificação de antropossociólogo, para quem, como mais ou menos Marx dizia no princípio da *Ideologia alemã*, os homens não sabem nem quem são nem o que fazem. É a expressão do verdadeiro conhecimento (das engrenagens, das possessões, do paradoxo do ser humano) que subjaz à mensagem, superior à injustiça e à justiça, do perdão sobre a cruz".

Essa ética que enfatiza o direito de defesa e a compreensão está muito próxima, talvez mesmo uma abstração, daquela linhagem do antropófago que "compreende a vida como devoração e a simboliza no rito antropofágico, que é comunhão" (Andrade, 1995, p. 159).

ÉTICA E LITURGIA

A ética tradicional, cuja raiz está no sacerdote, é geralmente uma imposição que beneficia aqueles que a impõem. Mas é possível uma outra ética: a ética litúrgica. "A liturgia é a exteriorização de um sentimento pelas cordas do social. Na liturgia há um ato fundamental de solidariedade humana" (Andrade, 1992, p. 289). Trata-se de uma liturgia não submetida ao processo de centralização de poder no sacerdote e na sua capacidade de determinação moral. Mas uma liturgia sustentada na própria organização ritual coletiva, que lhe confere um senso participativo e uma autonomia extraordinária.

LITURGIA E BIOMECÂNICA

Por meio da biomecânica humana é possível entender a relação entre a liturgia, a ética e o comportamento. A biomecânica pode ajudar a compreender o valor atribuído à ritualização mais do que à moral.

Gaiarsa (1984a) repara que as posições rituais são todas simétricas, assim como seus símbolos de aceitação, muitas vezes representados pela simetria do corpo: mãos postas, por exemplo. A simetria do corpo equivale a um estado sem seleção, sem contradição, sem rejeição. Uma postura perfeitamente simétrica é uma postura sem inclinações, tendências ou intenções.

A simetria perfeita só pode ser obtida em situações rituais, pelos quais passa-se pelos processos de purificação e purgação dos excessos, das desmedidas, das tendências exageradas. A liturgia renova o cotidiano por meio da experiência extraordinária.

A simetria contínua, exigida pelo desequilíbrio contínuo provocado pelo movimento, só pode ser obtida pela assimilação, nunca pela rejeição, porque esta paralisaria o movimento por meio de uma inclinação esmagadora.

Nesse caso, ritualizar é, portanto, achar um jeito.

É permitir ao Messias vingador corrigir as coisas que estão fora dos eixos.

O corpo é o totem que concentra
e transforma as forças do mundo.

Corpo como totem

A totemização do tabu também não permite a eliminação do diferente, mas exige a assimilação por meio da transformação do valor oposto em valor favorável. Envolvido com a relação necessária entre simetria e assimetria, o corpo como totem é criativo. O totem como corpo é vivo. Ele não elimina uma ambiguidade, como é o caso da simetria atribuída a uma instância não viva para sempre fixada, mas inventa coisa nova, mobilizada pela assimetria provocada pelo movimento.

O jeito também não permite que uma estabilidade transcendental regule a vida. O jeito é um certo modo que descobre as condições de equilíbrio a cada instante, deixando-se tocar pelo mundo, obedecendo à circunstância, diferente da obediência universal, característica do messianismo.

O jeito elabora o totem do momento.

O jeitinho é extraordinário

O certo modo que corresponde a uma situação extraordinária não permite uma convivência impessoal e ordinária. O jeitinho é um certo modo extraordinário e está próximo da ética mágica. Não se apóia sobre a reprodução em série nem sobre "a culpa é sua".

O isolamento do mundo

A repressão também é um mecanismo fundamental para provocar um isolamento do mundo e dificultar o desenvolvimento da percepção ampla e simultânea das forças da situação, "atua assim porque nossa atenção, enquanto reprimimos, está presa à organização e manutenção da atitude repressora. Por isso ficamos deslocados, isto é, fora de lugar" (Gaiarsa, 1995, p. 139).

A repressão dos jesuítas sobre os índios, a repressão colonial, a repressão cultural às práticas afro-brasileiras, a repressão militar, a repressão ideológica dos grandes meios de comunicação de massa e até a repressão intelectual apontada por Roberto Gomes, entre tantas outras, compõem um quadro de má localização no Brasil: ternos e gravatas num clima quente, árvores de Natal com algodão imitando neve em dezembro, Coca-cola no país da água de coco e da garapa, o culto das personalidades estrangeiras, enfim.

A devoração proposta por Oswald de Andrade significa pôr em movimento o que está paralisado, impedindo a percepção do momento, a fim cultivar uma boa localização para favorecer ações efetivas e favorecedoras da vida por aqui.

Esse é um processo mágico, porque as forças não chegam até o corpo como blocos que se acumulam, mas como energias a serem transformadas. É um jeito.

Reprimir e repetir

Uma ética do jeito aceita a inibição inevitável do ambiente. Essa inibição não pode ser confundida com repressão. A concepção de repressão está apoiada sobre a convicção de que os erros do corpo devem ser substituídos por uma verdade única, constituída e estável, que se impõe sobre o corpo suscetível ao erro e às ilusões.

Isso fez com que se pensasse que agir contra a repressão era deixar o corpo exprimir o que a repressão ocultava. Reforçava o dualismo corpo – idéia. Com a concepção de jeito, uma formulação mais adequada seria singularizar, perceber o diferente, comunicar. Numa natureza que se transforma e se reorganiza, a estabilidade de qualquer verdade corresponde a soluções desenvolvidas no passado.

A filosofia da devoração de Oswald de Andrade chama a atenção para isso. Qualquer solução imposta sobre um momento carregado de novidade o fará como ideologia;

equivale a um processo repressivo no qual a novidade dificilmente será assimilada e convertida em força favorável.

> Em termos biomecânicos, é como esmagar o presente com as próprias forças musculares comprometidas com um passado transformado em ideologia.

As forças persuasivas da sociedade de consumo também desempenham tal papel, pois trabalham com padrões de comportamentos e movimentos convertidos em modelos a serem repetidos, com a promessa de que solucionarão os conflitos da vida. São forças descontextualizadoras.

> Daí a importância da percepção da situação, que envolve uma história sem fixar o passado.

INIBIÇÃO INEVITÁVEL

A inibição faz parte do processo de singularização. O corpo precisa se retrair para se mover e encontrar saídas originais capazes de favorecer o movimento e a agregação nas forças da situação.

A inibição está envolvida com as utopias que precedem as transformações sociais. Os vetores musculares da vontade são movidos pela possibilidade de organizar as pulsões fundamentais de prazer e poder para permanecerem em condições de convivência. São os vetores do corpo a força e a direção das utopias.

Pinker (2002) diz que uma visão biológica do homem não exime a responsabilidade ética, pois não trata como inevitáveis os males humanos. Diz que a inibição faz parte dos mecanismos da vida para organizar o comportamento dos corpos, e os acordos sociais fazem parte da biologia humana. O que muda com relação à moral é a relação com ela.

> A moral não pode mais ser vista como uma verdade à qual se deve aderir, mas como um limite que exige solução nova e menos destrutiva do que aquela que a moral procura evitar.

A moral deve deixar de ser vista como representante da ação correta. É um limite que provoca uma descontinuidade, um percurso destrutivo. Descontinuidade que exige um jeitinho!

A ÉTICA E O PRAZER

Importa ressaltar que a possibilidade de desenvolvimento de respostas biomecânicas inventivas a favor da vida depende do desenvolvimento de uma boa educação para o prazer.

Reich, inspirado nos Trobriandeses, já havia levantado a hipótese de que em sociedades nas quais as crianças recebessem carinho, não fossem submetidas à punição física, tivessem condições de se desenvolver ludicamente, num ambiente que aceitasse sua sexualidade, não haveria violência.

Oswald de Andrade[8] (1995, p. 50) também reparou na importância do desenvolvimento sexual na transformação

---

[8] É possível perceber em muitos aspectos (idéia de uma nova cultura baseada na afirmação do corpo, atenção à sabedoria primitiva, crítica da família compulsiva, reforma da sexualidade patriarcal) uma íntima relação entre Oswald de Andrade e Reich, embora seja provável que Oswald não tenha lido Reich.

cultural. O movimento antropófago propõe "contra a realidade social, vestida e opressora, cadastrada por Freud – a realidade sem complexos, sem loucura, sem prostituição nem penitenciárias do matriarcado de Pindorama". Uma pesquisa feita em várias sociedades primitivas comprovou a hipótese de Reich, de que em sociedades nas quais as crianças têm um bom desenvolvimento somatossensorial e na adolescência têm seu desenvolvimento sexual permitido são sociedades não violentas e favoráveis à mulher. O autor da pesquisa, Prescott, diz: "estou convencido de que diversas condutas social e emocionalmente anormais são resultantes do que os psicólogos chamam 'privação maternosocial', isto é, carência de cuidados ternos e amorosos; é causada por um único tipo de privação sensorial, privação de contatos somato-sensoriais. Proveniente da palavra grega que designa corpo, o termo 'privação somato-sensorial' se refere às sensações de contato e de movimento corporal que diferem do sentido da visão, da audição, olfato e gosto" (Gaiarsa, 1986, p. 20).

Essa pesquisa ainda salienta que mesmo em sociedades em que a criança tem um bom desenvolvimento somatosensorial, quando na adolescência ela sofre sérias restrições sexuais, o índice de violência da sociedade tende a ser maior do que naquelas onde o contato sexual é permitido na adolescência. A pesquisa reforça a importância da adolescência no desenvolvimento afetivo e mental.

Sexo e movimento

A repressão sexual está ligada à repressão ao movimento. O principal centro de gravidade do corpo fica na bacia. Prender a bacia é limitar as oscilações do equilíbrio do corpo e a versatilidade dos movimentos. Isso envolve, portanto, a inibição das emoções que mobilizam a postura – a inibição das sensações de vida, de fluxo, de processo que emerge dos afetos. Com isso, é reforçada a sensação de corpo – coisa, donde não será difícil emergir a concepção de que as idéias são mais bonitas que o corpo e que podem valer uma vida, ou uma morte.

O JEITO DA RESPIRAÇÃO

A respiração está envolvida com o equilíbrio do corpo e com a sensação de processo – ou o contrário – e, portanto, com a ética. Gaiarsa (1994, p. 272) repara que "coordenação motora e oxigenação abundante e rápida são as duas metas primárias na luta pela sobrevivência". Para ele, "a individualidade começa no coração e completa-se na respiração" (p. 273), porque as pulsações cardíacas do embrião são a primeira função realizada com seus próprios meios e para próprio benefício, assim como "os primeiros movimentos respiratórios do recém-nascido que, aspirando fortemente o sangue para a circulação pulmonar, alteram as pressões no aparelho circulatório e fazem o sangue mudar de percurso" (p. 272).

Considera a participação da respiração e da circulação nos movimentos do corpo e suas alterações: o quanto o coração sinaliza o perigo ou o relaxamento, o quanto a oxigenação é importante para o ataque e a fuga, por exemplo. Reforça a idéia de que o centro da emoção é o coração, embora sempre envolvida com os comportamentos que despertam e que tem sempre um coeficiente de ambigüidade.

A relação entre respiração e nutrição de oxigênio nos músculos é evidente quando se sabe que esses correspondem a 45% do peso humano, além de que boa parte da musculatura envolvida na respiração participa da postura, e boa parte da musculatura respiratória é envolvida na fala. É um conjunto de relações complexas que permitem dizer que restrições permanentes à respiração correspondem a restrições nas atividades com características mentais.

Ainda uma observação sobre respiração e suas relações com o jeito, agora especialmente sua relação com a palavra. Gaiarsa (1995, p. 15) lembra Freud e seu dizer clássico: "o inconsciente faz pressão contínua sobre a consciência", e comenta que "a voz-palavra claramente sobe do peito para a garganta e a boca onde – e quando – é dita ou sufocada. Angústia! (sufocando no mesmo ato). Daí reprimir – re-premer, pressionar de novo – e depois com-primir, o-primir, suprimir, de-primir. Todos esses termos aplicam-se muito bem a gases; todos se referem a 'prem' – fazer pressão. Lembrar que o ar, com o qual fazemos as palavras, é uma mistura de gases. Parece, pois, que Freud estudou exclusivamente a fala, a 'palavra' – um gás em vibração – que pode ser subpremida (premida 'para baixo'). Ao falar de impulsos, desejos, afetos, instintos, desejos – e não a essas realidades. Se essa reflexão cabe – e em certa medida cabe –, então diremos que Freud, sem saber, estudou continuamente a respiração, da qual a palavra é um derivado, um sinal – e um parasita!"

A transformação do tabu em totem envolve a percepção e a sensação dos processos do corpo, das sensações musculares, viscerais e respiratórias.

É um processo cuja atenção está em Eros, não em Tanatos.

Passado e tradição
Roberto Gomes (2001, p. 122) repara que a questão da originalidade da razão brasileira não remete a uma origem causal, que possa nos explicar em termos de antecedentes, "a questão não é histórica, de natureza etc., mas de um devir, de um ambiente, uma graça".

Trata-se de questões envolvidas na posição, na perspectiva, na atitude. O modo como desenvolve essas questões é muito parecido com aquele que aparece na biomecânica. A citação que se segue é exemplar: "o devir se distingue de história, pois esta enfoca o que se é com relação ao que fomos no passado, enquanto que o devir reflete o que se é com relação ao que estamos nos tornando neste momento. Em outras palavras, o devir retrata as transformações em curso, as direções em curso, as direções em jogo no palco do presente, o jogo de força que aponta direções para as quais convergem nossos esforços" (p. 122).

É praticamente uma descrição dos processos biomecânicos humanos!

Quanto à relação causal entre passado e presente, Oswald (1995, p. 236) repara que "a reação é sempre o passado. Deixemos de lado o passado e não a tradição, pois na tradição podem ser encontrados pontos de referência e apoio para o progresso. Mas não no passado – no que ele guarda de mofo e de pesado compromisso com a morte".

A VIRTUDE DA HABILIDADE

A ética do jeitinho agrega a virtude da habilidade de um modo parecido com a concepção estóica, que atribui valor moral à virtude idêntica à habilidade. A habilidade corresponde à elaboração contínua do conflito, não na sua eliminação. E aqui a ética estóica também se aproxima da ética da devoração.

Oswald de Andrade (1995, p. 145) reparou que "procura-se na América levar às últimas conseqüências a concepção estóica do primitivo ante a morte, considerada ato de devoração puro, natural e necessário", embora também tenha reparado que nos Estados Unidos "a acumulação capitalista – que, numa época avançada como a nossa, é inexplicável –, nas mãos de alguns privilegiados, e o imperialismo, de cujas formas agrestes, na verdade, se despojou", o distancie da realização da sociedade prenunciada pelas utopias, cujos valores o jeitinho brasileiro mobiliza.

A América, portanto, somos nós.

DESAPEGO E DEVORAÇÃO

Os estóicos tinham uma idéia de desapego que pode ser entendida com respeito à percepção da mudança contínua. O desapego do qual falam não é uma negação da vontade. Os estóicos entendiam que a consciência do mínimo necessário para viver era o segredo da paz de espírito, mesmo tendo-se muito: "tratava-se, sobretudo, de se preparar para as privações eventuais descobrindo, finalmente, o quanto era fácil abster-se de tudo aquilo a que o hábito, a opinião, a educação, o cuidado com a reputação, o gosto pela ostentação nos tinha apegado" (Foucault, 1985, p. 64).

Essa concepção de desapego tem relação com a concepção da vida como devoração, na qual a estabilidade não é uma coisa que se perpetua, mas se compõe continuamente, acontece, resiste e se transforma no fluxo transitório. O desapego jamais mobilizaria ações persuasivas e exclusivas. Eliminar o conflito é parar o movimento. É desmanchar, cair. É assim que os estóicos também cultivavam como valor indispensável a capacidade para o diálogo.

Sêneca chamou a atenção para que "não se poupem esforços a fim de formar-se, transformar-se, voltar a si" (Foucault, 1985, p. 52), cuja razão de ser fica bastante evidente à luz do corpo aqui tratado. Para os estóicos, essa volta para si, formando-se e transformando-se, não remete à solidão, mas a uma prática social. A habilidade social é inerente ao nosso sistema biomecânico e equivale à capacidade de permanecer em contato e em mudança.

DESAPEGAR PARA NÃO CAIR

A harmonia favorecida pela virtude da habilidade não tem nada que ver com a perpetuação de um estado perfeito, de uma forma perfeita. O que importa não é o fim para onde remeteria o movimento, mas o próprio movimento; o mesmo é reduzir os fins aos meios. Essa idéia é parecida com a de Oswald de Andrade, para quem Deus é o grande tabu que precisa ser continuamente convertido em totem, atraído para a vida pela ação humana.

Trata-se do processo de formar continuamente em trans-com-formação.

É assim que o estoicismo também pode ser aproximado de Gaiarsa (1988a, p. 79), para quem "é preciso aprender a não ser protagonista o tempo todo", porque "a habilidade ligada à necessidade nos traz à mente [...] uma noção que talvez pudesse caber nesta fórmula: algo maior do que eu me move melhor do que me seria dado fazê-lo – se eu quisesse" (p. 103) – o Logos!

A habilidade que move nossas ações não está ligada a um ideal transcendental repetido e perpetuado pelas formas. Está no fato de que cada forma do corpo humano – a cada passo e a cada interação em que os acordos se sustentam nas diferenças – corresponde uma perfeição própria e específica, irreproduzível.

HABILIDADE E PARÚSIA

A habilidade pode ser relacionada com a parúsia, o retorno de um Deus justiceiro que vem recolocar as coisas nos eixos. Foucault (1985, p. 73) repara no seguinte dizer estóico: "tu sabes encontrar a ordem no que sai da ordem, tu

sabes tornar belo o que não é; liberta os homens da sua
deplorável ignorância, faz com que possuamos a inteligência graças às ordens da qual governas tudo com justiça". O
sistema de equilíbrio é o Logos/Messias que renasce a cada
instante, recolocando as coisas nos eixos: desde que se
abra mão de ser protagonista o tempo todo, é preciso também saber desapegar-se...

A habilidade, como parúsia, significa modificar uma situação compreendendo e interagindo com as forças que a
criaram, transformando-as em força favorável. Isso depende
do sentido de participação e de cooperação. O sistema de
equilíbrio evita automaticamente a todo e a cada instante a
queda e a dissolução total, apropriando-se da novidade. A
ignorância pode ser entendida como a inibição da percepção da novidade, que desemboca na transformação da percepção do processo em coisa, e com isso sustenta estruturas
de dominação, injustas.

DESMEDIDA E APEGO

A desmedida entre os estóicos é entendida como "um exagero nas tendências ou na vontade, como a corrida é o
exagero do movimento com relação à marcha, a inclinação torna-se contra natura, logo não concorda com a definição de paixão-opinião" (Bayer, 1979, p. 69).

A paixão é uma inclinação demasiada, uma teimosia de movimento, uma tendência esmagadora; nas situações de emergência, diante do desequilíbrio e da possibilidade de cair, os
reflexos automáticos reforçam o equilíbrio habitual, exagerando e precipitando o corpo numa determinada ação.

Uma ação passional corresponde ao movimento desmedido: aquele que compromete o equilíbrio, projetando o corpo para fora do polígono de sustentação. Para não cair, o
corpo precisa encontrar apoio fora de si mesmo, um apoio

específico que diminuirá a versatilidade dos movimentos. A paixão e a desmedida nos torna dependentes: pendurados.

É o apoio – o apego – contra o qual os estóicos se opõem, quando aconselham tanto a volta para si mesmo quanto a consciência de que se pode viver sem as dependências que acreditamos indispensáveis, sem estarmos pendurados.

Resistir é assimilar

Não sustentamos a postura apenas resistindo às forças que ameaçam a estabilidade do nosso movimento. Se fosse assim, ficaríamos parados como quem apóia uma parede caindo. Tampouco simplesmente assimilamos essas forças. Se fosse assim, seríamos como esmagados pela parede que cai.

Nossos músculos trabalham dialeticamente as forças que os afetam – transformando o que empurra em impulso para pular, por exemplo. Esse processo é similar à transformação do tabu em totem, ou seja, a transformação da força adversa em força favorável. É a vingança que ocorre continuamente, nas menores ações, porque as forças com as quais nos envolvemos a cada dia são bem mais complexas do que uma parede que cai.

A ética do jeito em transformação

A ética atenta à transformação não pode apoiar a ação numa doutrina sistemática, "pregada" e reproduzida, uma teoria para convencer – será um jeito. A adoração da repetição, característica das doutrinas de reprodução em série, não se sustenta diante da mutabilidade do homem. Essa mutabilidade muitas vezes foi usada para desprezar o próprio homem, ínfimo diante da eternidade das idéias.

O sistema de equilíbrio da postura humana permite perceber que a infinitude da humanidade apóia-se justamente sobre a mutabilidade do jeito corpo, cuja perspectiva não implica posição falsa ou verdadeira. Toda posição tem seu coeficiente de legitimidade e limitação. Será sempre falsa, com relação ao todo, e verdadeira, com relação à perspectiva. A saída não está na luta ente a verdade e a falsidade, mas na possibilidade de diálogo, afeto e comunicação.

A ética do jeitinho é inerente a uma ética que leva em consideração processos biomecânicos, os quais só permitem critério universalizável que não seja normativo, mas voltado para a comunicação, o diálogo, o afeto, a cooperação na contradição. A universalidade normativa impede a percepção dos processos vivos, inventivos, desafiadores e cooperativos. Transforma o vivo em coisa.

Gaiarsa (1988, p. 175), com base na biomecânica, afirma: "A guerra 'justa' é a mais atroz de todas. Não se alijam os moralistas, pois não estou pregando a amoralidade total. Estou dizendo que, em cada situação e em cada momento, deve ser encontrada a norma certa. Em cada momento o 'melhor' deve ser encontrado – não pressuposto".

Esses processos biomecânicos somados aos critérios de posição do matriarcado de Pindorama sustentam fundamentos éticos capazes de valorizar o jeitinho brasileiro.

PERCEPÇÃO MÁGICA DO JEITINHO

Transformar o outro em coisa é exigir dele uma estabilidade tal que não ameace o equilíbrio habitual; é impedir o diálogo e o afeto, tratando-o como uma máquina de reprodução em série, medida da verdade, como estatística.

O contrário da reprodução em série e da estatística é a percepção mágica. A percepção mágica leva em consideração a singularidade, o imprevisível e o inesperado. A percepção mágica é antilógica. Quando aceitamos que a perfeição das formas do mundo e de suas interações depende da sua singularidade, do momento único, precisamos aceitar que a percepção mágica é real.

Gaiarsa (1996, p. 262) repara que "a criação do novo – posto ante o momento – o novo pronto a acontecer – só ele faz a tessitura concreta do universo e só ele é a realidade primeira". Assim como Oswald (1995, p. 48) se coloca "contra o mundo reversível e as idéias objetivadas", e repara que "nunca admitimos o nascimento da lógica entre nós". Será por isso que insistimos sempre em dar um jeitinho?

A UTOPIA DO JEITINHO NA CULTURA DO SOL

> Chama-se utopia o fenômeno social que faz marchar para frente a própria sociedade. Infelizmente há ilustres filósofos que desprezam a cultura geral, a favor da especialidade do existencialismo.
> ANDRADE, 1995, P. 205

As questões levantadas pelo jeito do corpo e o jeitinho brasileiro inspiram uma utopia voltada para um sistema democrático, cooperativo e instável. Edgar Morin (1973, p. 186) disse que "pode ver-se que a evolução do homem não está necessariamente ligada à história, e pode-se, portanto, imaginar a possibilidade de uma evolução meta histórica, quer dizer, de uma evolução que se efetuasse, certamente com desordem, com incerteza e com ruído, mas sem furor".

Oswald de Andrade (1995, p. 49) viu essa evolução anunciada no nascimento das utopias modernas, inspiradas, por sua vez, no modo de vida das sociedades indígenas brasileiras, nas quais "já tínhamos o comunismo. Já tínhamos a língua surrealista. A idade do Ouro", nas quais "não tivemos especulação. Mas tínhamos a adivinhação. Tínhamos política que é a ciência da distribuição. E um sistema social-planetário" (p. 50), nas quais "tínhamos a justiça codificação da vingança. A ciência codificação da magia"

(p. 48), nas quais "tínhamos a relação e a distribuição dos bens físicos, dos bens morais e dos bens dignitários" (p. 49).

Mitos anunciadores da idade do ócio

Para Morin (1973, p. 187), esta evolução em direção a um processo pós-histórico vem sendo revelada em alguns mitos anunciadores, como democracia, socialismo, comunismo e anarquia. Trata-se de mitos que apontam para um "sistema fundado sobre a intercomunicação, e não sobre a coerção, sistema policêntrico e não monocêntrico, sistema baseado na participação criativa de todos, sistema fracamente hierarquizado, sistema que aumente as suas possibilidades organizadoras, inventivas, com a diminuição das suas restrições".

Oswald de Andrade (1995, p. 144) acredita que esses mitos anunciadores estão comprometidos com a síntese de um grande movimento dialético, cuja tese corresponde às antigas sociedades pré-históricas matriarcais e cuja antítese foi o desenvolvimento histórico do patriarcado e, neste último século, "o homem, animal fideísta, o animal que crê e obedece, chegou ao termo do seu estado de negatividade, às portas de ouro de uma nova idade do ócio", que ele chama de retorno do primitivo tecnizado, ou matriarcado tecnológico.

O pai e a complexidade

O retorno ao matriarcado não corresponde ao retorno a uma sociedade com baixo nível de complexidade. Atlan fez uma crítica a Edgar Morin, especificamente a respeito da minimização do papel do pai como característica da sociedade pós-histórica, pois implicaria o equívoco da diminuição da complexidade.

Ele observa que com o pai a criança passou a ser representada por dois indivíduos diferentes, o casal. A origem da família, portanto, envolve o desenvolvimento da percepção da ambigüidade, favorecendo uma relação menos unívoca e mais contraditória com a sociedade, introduzindo um fator considerável de complexidade. "Enquanto, em época anterior, esse movimento e essa contradição só se manifestavam mais tarde e secundariamente, nas brincadeiras e, depois, nas relações sociais da vida adulta (competição/hierarquia), eles passaram então a ser introduzidos na própria constituição do indivíduo" (Atlan, 1992, p. 179).

Para Desmond Morris (1973), a família se desenvolveu para facilitar os cuidados com o bebê humano, nascido extremamente vulnerável, e as forças motivadoras para ela foram a ausência de cio e a perda dos pêlos, ampliando as possibilidades de prazer e envolvimento, o que superou a percepção de gênero (macho-fêmea) e desenvolveu a percepção de indivíduo, ao mesmo tempo em que fez emergir o sentimento do amor. A isso se pode acrescentar o desenvolvimento da complexidade biomecânica, aumentando ainda mais as possibilidades de envolvimento e percepção complexa.

O PAI NO RETORNO DO MATRIARCADO TECNOLÓGICO

Oswald de Andrade trata de um "matriarcado tecnológico". A tecnologia, associada ao retorno do matriarcado, responde pela questão do pai levantada por Atlan.

O arquétipo da mãe está ligado à terra e à gravidade: "a terra pode nos aparecer ou ser apreendida como 'mãe boa' enquanto nos apóia, carrega, suporta e agüenta; é então útero e colo. Mas enquanto trabalhamos para permanecer em pé "contra" ela, então ela é 'mãe má' que nos 'atrai para baixo', para a queda, a decadência, a desistência, a degradação" (Gaiarsa, 1988a, p. 127).

O pai corresponde ao sistema de equilíbrio, "que garante a adequação do meu equilíbrio a cada instante, a eficácia da minha ação em todos os instantes; por isso ele me protege e defende, me permite lutar para conseguir aquilo de que necessito, fugir do que me ameaça, fluir no que me apraz. Este é o 'pai bom'; há o mau também. A fim de me manter ereto e carregar continuamente meus 70 quilos, faço bastante força, sinto-me oprimido e cansado, despendendo muita energia, sinto bem meus limites e servidões" (Gaiarsa, 1988a, p. 127). Um pai por meio do qual o "eu" se desenvolve, mas totalmente comprometido com o bem... estar!

Quando se trata de biomecânica, a harmonia do movimento e a eficácia das ações dependem do acerto entre pai e mãe. A relação entre a mãe e o pai só será conflituosa se eles não encontrarem o jeito, porque o pai é o centro de impulso e a mãe é o centro de gravidade ou inércia.

O sistema de equilíbrio é identificado com o pai, e o desenvolvimento tecnológico da humanidade acompanhou o desenvolvimento do sistema biomecânico humano. Portanto, o pai está mesmo ligado à tecnologia, e a idéia de um matriarcado tecnológico adquire uma força simbólica inusitada.

A TECNOLOGIA NO MATRIARCADO

O patriarcado pode ser caracterizado por uma extrema verticalidade. Estes esforços demasiadamente antigravitacionais levaram ao desenvolvimento de uma tecnologia comprometida com um ideal transcendental dominador, que vem submetendo a Terra Mãe até a eminência da catástrofe ecológica, da destruição da terra e da autodestruição humana.

Aristóteles ajudou a firmar um método de conhecimento que cultiva a percepção das semelhanças, da repetição. Essa percepção colaborou para o desenvolvimento de mecanismos favoráveis à evolução tecnológica. O desenvolvimento tecnológico já foi visto, por vários filósofos, de Aristóteles a Marx, chegando a Oswald de Andrade, como aquilo capaz de libertar o trabalho escravo e a coisificação do homem.

Gaiarsa (1988a, p. 233) também reparou que "esse esforço nunca deu, senão para alguns, a sobra ou a reserva salvadora de energia, de tempo, de variedade e de imaginação que são necessárias para a humanização. Agora estamos às portas do paraíso – ou apenas um passo mais próximos dele, tanto faz. É preciso vencer a sedução da técnica, que só pode produzir o igual. Só o igual se faz depressa, facilmente, em quantidade. É preciso cultivar a sensibilidade para as diferenças".

Para isso, será preciso superar a visão do mundo patriarcal, persuasiva e exclusiva, para colocar a tecnologia a favor da vida e da diferença. Podemos entender Oswald de Andrade (1995, p. 146), quando ele diz que "só a restauração tecnizada duma cultura antropofágica resolveria os problemas atuais do homem e da filosofia", porque nela seriam cultivadas a percepção e a valorização da diferença.

A TECNOLOGIA COMO TOTEM

A transferência da referência do pai para a sociedade por meio do totem adquire um novo significado: o totem como corpo – tecnologia.

Jesus e a cruz.

Eros e Tanatos.

Na civilização messiânica, Eros se submeteu a Tanatos, sujeitando a vida singular à máquina universalizada – Cristo pregado na cruz!

A relação entre o matriarcado tecnológico com a biomecânica humana permite entender profundamente a necessidade de colocar as forças da máquina a favor da vida.

Vasconcellos (2001, p. 53) chamou a atenção para "a geopolítica de Cristo: do velho mundo para o novo mundo. Cristo nascido no novo mundo, mas fora da cruz, e não dentro da Igreja [...] O povo brasileiro é impensável sem a cruz trazida pelos colonizadores, portanto é dentro da esfera cristocêntrica – e não fora dela – que se deve buscar a solução para o enigma da polis brasileira".

Um Cristo fora da cruz é um cristo situado e singularizado, capaz de colocar a cruz (a tecnologia) a favor da vida.

A ESCOLA DA BIOMASSA E UMA CULTURA DO JEITO

É possível uma aproximação entre força utópica mobilizada pelo jeito do corpo e pelo jeitinho brasileiro com a Escola da Biomassa. Ela compreende um desenvolvimento social e cultural para o Brasil que leva em consideração a natureza dos trópicos e a energia que ela pode produzir: a biomassa. A energia da biomassa é renovável e limpa, capaz de favorecer um sistema de produção descentralizador, pacífico e gerador de empregos.

É um jeito para os problemas do capitalismo, movido pela energia obtida do carvão mineral e do petróleo. Essas energias locais esgotáveis sustentam sistemas centralizadores de poder e dinheiro e, claro, verdades. A tecnologia das sociedades que sustentam foi tratada como referência universal. A cruz que prende o corpo. A máquina que segura a vida. A semelhança que cega para a singularidade.

Uma idéia de desenvolvimento que não considera as características peculiares do ambiente natural coloca uma determinada tecnologia num pedestal universal, "quase que chegando a ponto de preceder às matérias-primas. Com essa maneira de enfocar a relação entre a natureza e a sociedade, corre-se o risco de enveredar para uma apologia da industrialização, em contrapartida ao ruralismo e ao universo da roça" (Vasconcellos, 2002, p. 89).

Essa apologia da sociedade industrial baseada no carvão mineral e no petróleo se sustenta com a demonização do campo, tratado como um mundo atrasado e um *ethos* insuficiente. A biomassa pede uma tecnologia própria, capaz de mover uma sociedade diferente do modelo industrial europeu e estadunidense. Trata-se do reforço de um modelo de vida que põe em questão, não somente a tecnologia da produção energética, mas a tecnologia das relações sociais institucionais, com relação à qual o jeitinho e suas forças afetivas também se colocam.

O AMBIENTE E A ALIENAÇÃO INTELECTUAL

A ignorância intelectual relativa à natureza tropical e sua relação com uma cultura singular implica a transformação da natureza em tabu, como reparou Vasconcellos (p. 127): "a biomassa se converte em bem proibido, ou, pior ainda, em bem que não é desejado". A transformação da natureza tropical como tabu em totem depende da percepção da relação entre corpo e ambiente na emergência cultural. Da capacidade de converter as forças singularizadoras em favor da vida.

O matriarcado tecnológico prenunciado por Oswald de Andrade pode ser relacionado ou favorecido pela percepção da energia-mãe, "a biomassa vegetal é o útero úmido da terra, verde e ensolarada cuja recusa pelos brasileiros revela o mecanismo psicológico masoquista de origem colonial. O patriarcalismo oligárquico e misógeno – em vez do útero materno primordial – prefere cortejar o pênis fóssil importado, com sinais de impotência e infecundidade, enfim, uma energia de hidrocarbonetos que não é capaz de produzir o gozo, resultando daí uma triste grei de eunucos e histéricos. Essa é a conseqüência, no plano cultural, das resistências psicossexuais à energia da biomassa, que poderia ser o fruto amoroso da cópula entre o sol e a água doce dos trópicos, isto é, a medida da felicidade do povo brasileiro" (Vasconcellos, 2002, p. 127).

É preciso que a tecnologia seja aqui acolhida pela Grande Mãe, envolvida pela situação, apoiada sobre o cuidado da Terra e movida pelas exigências do ambiente. A tecnologia como totem, singularizada por Eros e pela Grande Mãe. A ênfase na mãe não implica uma simplificação ingênua e ideológica, tampouco na diminuição da complexidade. O matriarcado tecnologizado responde por um processo pós-histórico, pós-patriarcal e pós-messiânico com diversidade crescente de restrições, soluções e aumento da complexidade.

A CRISE MESSIÂNICA COMO CRISE ENERGÉTICA
A crise da filosofia messiânica está relacionada com a crise do paradigma civilizatório apoiado na energia do carvão mineral e do petróleo. Os processos messiânico e civilizatório desembocaram na possibilidade de destruição ecológica. Um novo sistema energético assentado nas energias renováveis pode favorecer a descontinuidade desse processo.

A relação entre a crise civilizatória e o retorno do matriarcado tecnológico entre nós tem apoio não somente nas forças culturais, mas também no fato de que a biomassa é uma energia localizada nos trópicos, ao contrário dos combustíveis fósseis. Oswald (1995, p. 47) já havia reparado que somos "filhos do Sol, Mãe dos viventes. Encontrados e amados ferozmente, com toda a hipocrisia da saudade, pelos imigrados, pelos traficados e pelos *touristes*. No país da cobra grande". Vasconcellos (2002, p. 22) chama a atenção para o fato de que "se o Sol é o imenso reator energético, então a terra do Sol passa a ser o *locus* por excelência da energia armazenada. De onde se conclui que o Brasil, o continente dos trópicos, é o lugar da energia verde. Energia vegetal. Terra da biomassa. Terra da energia".

O problema energético chama para a questão de estar no Brasil e ser brasileiro e reforça que o sentido de estar é fundamental para o desenvolvimento da noção de ser. Uma boa percepção das nossas possibilidades energéticas, e da cultura que delas pode emergir, depende da superação do "terrível fenômeno que envolve a percepção do tempo e do espaço, da alienação concernente à natureza em que se vive" (Vasconcellos, 2002, p. 123).

UTOPIA *VERSUS* ALIENAÇÃO

A alienação da atitude com relação à situação tem ligação com o "passado". Uma atitude comprometida com uma situação que já não está mais aí é como segurar um copo que já não está mais na mão. A atitude alienada da situação defende a sua posição, sustenta uma visão de mundo que a apóia – ou vice-versa. Tida como uma verdade "descoberta" e fora do tempo, essa atitude se converte em ideologia. O copo que imaginamos segurar é a experiência de desenvolvimento europeu e estadunidense.

As utopias não podem ser confundidas com ideologias. As utopias não estão presas ao passado, mas voltadas para o futuro. Estão comprometidas com o futuro emergente no presente. "A utopia é sempre um sinal de inconformação e um prenúncio de revolta" (Andrade, 1995, p. 209). A alienação corresponde a um problema de localização que abrange o espaço e o tempo, e que faz com que a produção cultural fique limitada à referência das sociedades movidas por petróleo e carvão. A utopia age contra a alienação.

Diante disso, é muito importante reconhecer as forças da relação do nosso corpo em nosso ambiente, permitindo a elaboração da nossa própria motricidade.

IDENTIFICAÇÕES CONTRA A MOTRICIDADE PRÓPRIA

A motricidade própria não é a "motricidade perfeita", não se trata de um corpo perfeito que foi corrompido pelos erros e deve recuperar a sua pureza essencial. Estamos falando até agora de um corpo singular, que não se repete, e quanto o corpo humano é radicalmente singularizado a cada passo. Para Gaiarsa (1988a, p. 141) "a motricidade própria é aquela ligada às dimensões lineares e às proporções de massa dos vários segmentos do corpo, ligada também às suas propriedades funcionais constitucionais e, enfim, moldada pela experiência passada do indivíduo". Ligada também à experiência coletiva, continuamente formada por ela.

As identificações, enquanto esquemas motores predeterminados e fechados o suficiente para não serem afetados, impõem-se sobre a motricidade própria e prejudicam o movimento. Acontece uma colisão entre diferentes centros de atenção e de impulso, confundindo a percepção e a ação.

A identificação com o modelo determinado pelo hemisfério norte não nos deixa em paz, confunde nossa percepção e nossos movimentos. Faz nos sentir divididos e sem rumo, ou com muitos rumos impossíveis. Provoca uma alienação do espaço e do tempo. Essa identificação provoca uma sensação de insuficiência e dívida com uma suposta perfeição realizada em outras paragens.

A Escola da Biomassa se coloca contra essa identificação alienadora e chama a atenção para nossa própria motricidade e para o ambiente que nos cerca, natural e cultural.

UMA ÉTICA SITUADA

A identificação com modelos estrangeiros corresponde a uma percepção mal situada, em tempo e espaço alheios. Exige uma ética situada, pois não se trata da concepção de que uma "verdade interior" emerge de dentro do sujeito, da subjetividade máxima em direção ao mundo. Em termos do sistema sensório-motor e especialmente da biomecânica humana, não existe separação entre o mundo íntimo e o exterior, mas a relação entre eles. A biomassa também responde por essa separação entre o mundo interior e o mundo exterior: "é o encontro da razão com a natureza, as quais quase sempre estiveram dissociadas na cultura brasileira" (Vasconcellos, 2002, p. 109). A cultura da biomassa exige uma atenção ao sistema sensório-motor; é preciso desenvolver nossa relação corporal com a natureza dos trópicos; é preciso devorar as identificações a favor da motricidade própria, capaz de desenvolver uma cultura singularizada na terra do sol.

Utopia e corpo

Caso pareça estranho relacionar a utopia da biomassa com o enfoque "corporal" deste livro, vale lembrar que para Oswald de Andrade (1992, p. 253) o desenvolvimento das utopias está relacionado com um entusiasmo com a natureza e com o corpo, inspirado na vida dos povos americanos descobertos pelo colonizador europeu: "esquece-se do movimento espiritual que presidiu a necessidade de se liquidarem para sempre as deformações catedráticas e fazê-las substituir por um mundo onde se restitua ao corpo humano a sua função de tema central da cogitação plástica. O renascimento foi, mais do que o renascimento da arte grega, o renascimento do corpo do homem".

As utopias, nascidas no mesmo período histórico, tratavam da crítica da exploração do homem pelo homem e da possibilidade de desenvolvimento de uma sociedade menos cruel do que a conhecida, a sociedade de classes e de roupas da história: "as utopias são uma conseqüência da descoberta do Novo Mundo e sobretudo da descoberta do novo homem, do homem diferente encontrado nas terras da América" (Andrade, 1995, p. 163), um homem pelado que aceitava que era um corpo.

Uma filosofia com o corpo não pode prescindir da ligação da razão com o sistema sensório-motor. Os conceitos que movem nossa vida são movidos pelo nosso corpo, evoluíram com o nosso sistema sensório-motor e estão comprometidos com os seus sistemas de funcionamento.

Nossos próprios valores

As dificuldades de entender o valor da biomassa na crise energética mundial, a biomassa como um valor bastante brasileiro – porque o Brasil é a terra do sol por excelência –, correspondem às dificuldades de entender os valores inusitados do jeitinho. A prática do jeitinho afronta os valores institucionais da sociedade do petróleo e apóia-se sobre outra visão de homem.

Lívia Barbosa (1999, p. 62) reparou que uma das características do discurso negativo com relação ao jeitinho é a idéia de que uma mudança "pela 'educação' significa enquadrar a massa do povo brasileiro dentro dos padrões de comportamento dos povos 'desenvolvidos', significa ensinar-lhe o respeito e a obediência às leis e ao próximo, o cuidado com a propriedade e o dinheiro público, os seus direitos e os seus deveres em relação ao Estado etc. Todo aquele conjunto de comportamentos que definem, por exemplo, os Estados Unidos, a França, a Inglaterra etc. como países civilizados". O discurso erudito negativo de esquerda segue a mesma orientação: "para o discurso de esquerda, o jeitinho surge como parte de um conjunto de valores manipulados pelas elites para, obviamente, esconder as contradições da sociedade. [...] Apesar das diferenças, o discurso de esquerda e o de centro tinham no fundo a mesma posição acerca de qualquer tipo de situação social concreta que quisesse discutir" (p. 65).

Essa visão negativa sobre os costumes e o modo de ser do povo brasileiro reforça a identificação com os modelos modernos europeus e estadunidenses e acaba prejudicando o desenvolvimento da nossa própria motricidade. Hoje, com o desenvolvimento das grandes corporações financeiras, essa visão negativa sobre a cultura popular, sobre o povo brasileiro, é favorável "aos olhos gananciosos do imperialismo, (pois isso alimenta a crença de que) continuamos ingovernáveis, perdulários, preguiçosos, luxurientos; todavia, nosso território não é por eles considerado imprestável" (Vasconcellos, 2002, p. 63).

A demonização da cultura popular, mesmo aquela que acontece com respeito ao jeitinho brasileiro, favorece ideologicamente a apropriação dos recursos energéticos brasileiros. A idéia é a de que não somos capazes de administrar a nossa vida. Sendo assim, a ideologia anticultura popular entende que é melhor colocar a biomassa a serviço do novo imperialismo, assim como a água, as grandes preocupações da humanidade no terceiro milênio (Vasconcellos, 2002).

A UTOPIA DOS TRÓPICOS NA REFORMA AGRÁRIA

A Escola da Biomassa atrela a energia dos trópicos ao trabalho e à reforma agrária, ou seja, à ocupação brasileira e descentralizada do território nacional. Só a reforma agrária e o atrelamento da produção energética à pequena agricultura será capaz de impedir a venda total do território às grandes corporações.

É preciso entender a grande massa de trabalhadores "sem terra como soldados da biomassa, pensando a ocupação das terras por brasileiros em face da ameaça das invasões multinacionais. A biomassa pode ser produzida na área rural com os dois recursos mais abundantes e estratégicos que temos: o homem desempregado e a terra improdutiva" (Vasconcellos, 2002, p. 15).

O QUE É TRABALHO

A Escola da Biomassa se aproxima do materialismo dialético enquanto este entende a história do homem como a história do trabalho. Mas a biomassa nos leva a pensar em quais transformações espirituais podem ser provocadas nas relações de trabalho por uma energia verde, descentralizadora e renovável.

Nossa biomecânica trabalha constantemente transformando as energias, com as quais o corpo trabalha, em atitudes, posições, concepções, linguagem e cultura. Marx disse que o trabalho é o pai e a mãe é a terra (Vasconcellos, 2002); o pai e o trabalho estão relacionados num sistema de equilíbrio, transformando as energias telúricas em produto humano e cultural.

Oswald (1992, p. 286) disse que "o antropófago habitará a cidade de Marx. Terminados os dramas da pré-história. Socializados os meios de produção. Encontrada a síntese que procuramos desde Prometeu. Quando terminados os últimos gritos de guerra anunciados pela era atômica. Porque o homem transformando a natureza transforma a sua própria natureza".

A vocação do Brasil está apoiada no fato de que "nós, brasileiros, campeões da miscigenação tanto da raça como da cultura, como a contra-reforma, mesmo sem Deus ou culto. Somos a utopia realizada, bem ou mal, em face do utilitarismo mercenário e mecânico do Norte. [...] O que precisamos é nos identificar e consolidar nossos perdidos contornos psíquicos, morais e históricos" (Andrade, 1995, p. 166). Será o homem cordial quem habitará a cultura da biomassa!

DESCARTES E A IGUALDADE DO CORPO E DA MENTE

O processo histórico distinguiu os homens entre aqueles identificados com o corpo e o trabalho – o escravo – e aqueles identificados com o espírito e o ócio – os sacerdotes e os aristocratas. A visão cartesiana entende que todos os homens podem conquistar a liberdade e o direito pela razão comum. A identificação de Descartes do homem constituído de um corpo-máquina, característico de todos os homens, e de um espírito incorpóreo, também característico de todos os homens, foi extremamente importante no desenvolvimento da concepção de igualdade humana a partir do trabalho.

Mas o que acontece na modernidade é que alguns homens são entendidos como mais capazes de conquistar a liberdade por meio das habilidades da razão, com a qual conquistam a propriedade; outros são entendidos como mais incapazes de conduzir a própria vida e ficam limitados ao corpo e ao salário – cuja esperança é desenvolver as próprias habilidades racionais para conquistar uma propriedade.

A AGRICULTURA E A NOVA CULTURA

A Escola da Biomassa responde pela crítica feita por Morus, em *Utopia*, sobre a devastação da agricultura pela indústria de lã. Citado por Oswald, ele diz: "a todos os pontos do reino, onde se trabalha a lã mais fina e preciosa, ocorrem, em disputa de terra, os nobres, os ricos e até os santos abades" (Andrade, 1995, p. 173).

Peter Singer (1994), em sua ética pragmática, confirma que ainda hoje essa idéia é válida. Ele mostra como a pecuária é completamente irracional dentro das necessidades contemporâneas, pois produz menos produtos e trabalho do que a agricultura no mesmo pedaço de terra.

A Escola da Biomassa afirma a mesma coisa e envolve o que ela entende ser a vocação rural brasileira, especialmente agrícola, propondo o desenvolvimento de uma comunidade que reconhece que "há uma arte em comum a todos os homens e mulheres e da qual ninguém tem o direito de isentar-se – é a agricultura. As crianças assistem a trabalhar e trabalham também. Além de agricultura, ensina-se, a cada um, um ofício especial" (Andrade, 1995, p. 175), como imaginou Morus.

A RELIGAÇÃO DA RAZÃO COM O CORPO

O grande eixo filosófico da contemporaneidade é a ligação ou identidade entre razão e corpo. Um caminho que favorece tal religação é um entendimento do sistema sensório-motor. Esse caminho remete à reconquista do ócio, pois chama a atenção para o fato de que nem a percepção nem a ação têm a característica da reprodução sistemática e em série; são lúdicas – como diria Oswald. Somos uma máquina lúdica.

O corpo–mente envolve os processos naturais e sociais, a elaboração de relações dialéticas e complexas, características de uma humanidade cuja riqueza vem do seu caráter conflitual com o mundo e que exige continuamente soluções cooperativas e inventivas. Nosso sistema de equilíbrio é organizado em pares de partes e forças antagônicas que não são fixas, continuamente sintetizando o desequilíbrio contínuo, provocado a cada contato e movimento. Essa condição impede que uma ideologia seja suficiente, pois a cada passo novas exigências emergem. Nosso sistema biomecânico é gerador de utopias.

A VITÓRIA MÍTICA DO ÓCIO

Não estamos em dívida com um modelo de civilização, mas estamos envolvidos com uma corrente de forças naturais, humanas e culturais que foram bem representadas na guerra contra a Holanda: "não se tratava somente de uma guerra tipo marxista entre o monopólio e livre comércio. Não se tratava de interesses dinásticos ou políticos. Tratava-se apenas da primeira luta titânica, no mundo moderno, entre o ócio e o negócio. E o ócio venceu!" (Andrade, 1992, p. 199).

Tratava-se de uma luta entre o homem cordial, filho da Grande Mãe, e o homem polido, filho de uma filosofia funcionalista apoiada na introspecção e na subjetividade forte, cujo estilo comunicativo é a coerção e cuja missão é a expansão da verdade revelada pelo Pai Todo-Poderoso. E o homem cordial venceu!

O DESTINO E A METÁFORA DOS FIOS

Essas utopias tratam de um sistema social descentralizador, o que lembra a concepção mágica ligada à representação da tessitura de fios, bastante arcaica e relacionada com forças femininas[9]. Essa concepção é bastante diferente daquela centralizadora da moral sacerdotal.

A superação do messianismo por meio do retorno do matriarcado tecnológico também corresponde à recuperação da percepção mágica, da qual faz parte o caráter inventivo, criativo e tecnológico da ciência.

A percepção mágica envolvida com a metáfora da trama e do tear aproxima-se muito da concepção de corpo como rede móvel de vetores de força, desenvolvida por Gaiarsa[10] (1988a, p. 227): "os milhares de tensores musculares envolvidos nos movimentos dos músculos funcionam como um tear que tece as forças do mundo ou forças do corpo".

---

9 Alguns exemplos: fiar e tecer associados à mulher e à obra criadora, no norte da África; símbolo do destino, como as moiras gregas; Osíris Vegetantes, no Egito; o fuso da necessidade, em Platão; a relação entre a palavra Tantra e a noção de fio e tecelagem, enfim (Duran, 2004).

10 Gaiarsa carrega uma lembrança de infância muito significativa: a impressão forte que lhe causava o trabalho das máquinas de tear da fábrica de tecidos do seu pai.

A idéia de corpo como trama de forças ligadas à tessitura do mundo ajuda a compreender um sistema que não seja organizado pela hierarquia forte que corresponde ao movimento persuasivo e exemplar. Essa idéia é familiar a Heráclito, para quem "é cansativo servir e obedecer aos mesmos senhores" (fragmento 84). Por isso mesmo "não convém ser escravo de um senhor só, qualquer que ele seja, porque há muitos senhores poderosos, tanto do grande cosmos como do pequeno; melhor estar sempre presente e cultivar a difícil arte de conciliar os contrários, que são precisamente as 'vontades' dos senhores poderosos, entre os quais é preciso manter-se... em equilíbrio" (Gaiarsa, 1988a, p. 107).

REDES SEM HERÓIS
Marco Maschio Chaga (2004) chama a atenção para o fato de que os filmes que surpreendentemente chamaram a atenção foram três documentários[11] nos quais não há heróis, mas "uma comunidade procurando, meio atônita, uma forma de se organizar depois da falência dos modos mais convencionais de organização [...] O culto ao herói estava baseado em torno de uma conduta exemplar que podia servir como traço de uma determinada comunidade"[12]. Parece que está em desenvolvimento uma resistência apoiada mais na consciência da participação coletiva e variada do que na conduta exemplar de poucos heróis.

Oswald de Andrade (1992, p. 291) já reparou que "por comodidade ou por poucas luzes a humana maioria adota o

---

11 Os três documentários são: *Tiros em Columbine, Farenheit 9/11* (ambos dirigidos por Michael Moore) e *The corporation* (dirigido por Mark Achbar, Jennifer Abbott e Joel Bakan).

12 *Caros amigos* nº 92, do artigo "Nossos heróis estão com medo", p. 28, nov. 2004.

culto da paróquia mais próxima. Não discute, envereda por ali o seu sentimento de adoração, hoje em grande parte dividido ou substituído pelo culto aos heróis vivos da plástica, do pontapé e da demagogia".

Assim, quando o herói é substituído pela percepção da participação, pelo sentido de soluções cooperativas e emergentes, pela comunicação e alteridade, estamos nos reaproximando da concepção de tessitura, cujo fundamento ético é a consciência participativa contra a submissão à dominação sacerdotal.

LIBERDADE E NECESSIDADE

No patriarcado, a idéia de liberdade é uma reivindicação movida pela consciência da limitação imposta ao escravo ou ao explorado. Querer a liberdade é querer o reconhecimento da condição humana inventiva e lúdica. É assim que se pode entender Oswald (1995, p. 144) quando diz que "numa nova idade do ócio, não se propõe o problema da liberdade. [...] No vocabulário da servidão ela é a humana tendência do retorno ao justo e ao natural".

Essa idéia de retorno ao justo e ao natural chama o problema do destino.

Com base no sistema sensório-motor, é possível entender como a necessidade é condição para a liberdade. As necessidades do movimento biomecânico humano são a condição para a inventividade do corpo, cuja versatilidade permite dobras ao infinito. Gaiarsa (1988a, p. 103) repara que no movimento muscular "é impressionante como se contraem apenas as unidades motoras diretamente situadas nas linhas de esforço. Temos aqui uma pura abstração... realizada. É impressionante e importante o quanto estas tensões podem ser sentidas apenas como necessárias – sem mais; sua tonalidade afetiva é precisa e exclusivamente essa: sentimento de necessidade".

A sensação da necessidade singularizada do movimento muscular emerge na consciência como sentimento de liberdade, porque a versatilidade da biomecânica humana permite variações ao infinito.

A trama de forças que tecem a relação entre corpo e mundo faz pensar sobre localização, especialmente sobre a idéia de começo e causalidade. A motricidade chama a atenção para as mesmas questões, porque "há no aparelho muscular uma contínua concorrência entre as tensões ativas. Esse fato esclarece outro, sobremodo exasperante para mim: nunca sabemos onde começa o movimento em nós. Creio que este problema se entrelaça inequivocamente com o problema da iniciativa e da vontade humana" (Gaiarsa, 1988a, p. 31).

AS FORÇAS DO CORPO NAS REDES TECNOLÓGICAS DE COMUNICAÇÃO E INFORMAÇÃO

A idéia de corpo como organização contínua de vetores de força favorece um certo olhar sobre a relação entre tecnologia e corpo. Os corpos humanos não são limitados pela sua pele e peso sobre um lugar. A organização das tensões do corpo não é limitada e dependente da anatomia do corpo; em cada esforço do movimento entram em tensão somente as fibras musculares nele envolvidas. Isso significa que as formas de esforço são infinitas e abstratas.

O corpo em contato com os meios de comunicação continua envolvido com vetores de força, que são vetores de vontade, vetores intencionais. Para entender, vale imaginar uma composição vetorial por meio do telefone ou da internet. Compomos forças por meio do espaço, diminuindo-o, complicando-o (fazendo pregas no espaço).

São forças que provocam inclinações, tendências de movimento.

Os meios eletrônicos não eliminam o corpo nas relações, ampliam a apreensão do corpo do qual se trata aqui: um corpo que se compõe de forças tecidas na tessitura do mundo.

Pode-se perceber a importância dos meios de comunicação de massa no desenvolvimento das posições. Tomemos como exemplo a tevê, que é o meio mais popular. A tevê comprometida com a alienação ideológica que envolve o espaço–tempo não favorece o desenvolvimento de posicionamento original ligado ao ambiente circundante. Reforça as identificações pelas quais se desenvolvem as imposturas.

No entanto, uma boa televisão poderia ajudar a envolver os corpos em larga escala de complexidade no espaço–tempo. Os recursos da televisão favorecem a consciência de que cada situação pode ser vista de vários ângulos, apreciada e julgada de modos muito diferentes. Isso é muito importante diante do terror provocado pela transformação de uma perspectiva em verdade única.

A BIOMASSA NO MATRIARCADO DE PINDORAMA

A mesma vontade de impedir que a verdade única continue a cometer os piores crimes contra a humanidade aparece na filosofia do jeito, nas situações de jeitinho, na filosofa da devoração, nas utopias, e na Escola da Biomassa.

O jeito a ser favorecido pela energia dos trópicos no matriarcado de Pindorama não se apóia em valores nacionalistas abstratos, mas numa estratégia de desenvolvimento situada entre o abstrato e o concreto: a cultura popular e a natureza dos trópicos.

Trata-se do desenvolvimento da nossa posição original, de um jeito singular envolvido na natureza dos trópicos, na possibilidade de produção descentralizada de energia limpa, capaz de favorecer um modo de vida herdado das culturas matriarcais: o ócio que o negócio ambiciona.

Oswald de Andrade (1995, p. 44) repara que o horizonte utópico do ócio envolve "uma visão que bata nos cilindros dos moinhos, nas turbinas elétricas, nas usinas produtoras, nas questões cambiais, sem perder de vista o Museu Nacional".

O percurso percorrido por esse livro responde pela relutância do jeito do corpo e do jeitinho com relação ao modelo moderno e os aproxima das utopias. Essa aproximação permite dizer, junto com Oswald de Andrade (1992, p. 105), que "a antropofagia ainda balbucia, mas propõe-se a depor no tumulto dramático de hoje. Ela leva às suas conclusões o que há de vivo no existencialismo e no marxismo. De um velho caderno que tem cerca de vinte anos tiro a seguinte: pela primeira vez o homem do equador vai falar!"

Referências bibliográficas

ANDRADE, Oswald. *A utopia antropofágica*. São Paulo: Globo, 1995 (Obras Completas de Oswald de Andrade).
_____. *Estética e política*. Pesquisa, organização, introdução, notas e estabelecimento de texto de Maria Eugênia Boaventura. São Paulo: Globo, 1992 (obras Completas de Oswald de Andrade).
_____. *Um homem sem profissão – Sob as ordens de mamãe*. São Paulo: Globo; Secretaria do Estado da Cultura, 1990.
ATLAN, Henry. *Entre o cristal e a fumaça*. Rio de Janeiro: Jorge Zahar, 1992.
BADINTER, Elisabeth. *Um é o outro: relações entre homens e mulheres*. Rio de Janeiro: Nova Fronteira, 1986.
BARBOSA, Lívia. *O jeitinho brasileiro – A arte de ser mais igual que os outros*. Rio de Janeiro: Campus, 1992.
BAYER, Raymond. *História da estética*. Lisboa: Editorial Estampa, 1979.
BENJAMIN, Walter. *Magia e técnica, arte e política*. São Paulo: Brasiliense, 1985.
BORGES, F. C. *A filosofia, o filósofo e o movimento como criação contínua*. 1996. Dissertação (Mestrado, em Ciências da Motricidade) – Unesp – Rio Claro, São Paulo.
BORNHEIN, Gerd. *Os filósofos pré-socráticos*. São Paulo: Cultrix, 1988.

BOSI, Alfredo. *Cultura brasileira: temas e situações*. São Paulo: Ática, 1992.
BRANDÃO, Junito de S. *Mitologia grega* I. Petrópolis: Vozes, 1997.
_____. *Mitologia grega* II. Petrópolis: Vozes, 1996.
_____. *Mitologia grega* III. Petrópolis: Vozes, 1997.
BRUN, Jean. *Estoicismo*. Lisboa: Edições 70.
CALDEIRA, Jorge. *A nação mercantilista*. São Paulo: 34, 1999.
CALLIGARIS, Contardo. *Hello Brasil*. São Paulo: Escuta, 2000.
CAMPBELL, Joseph. *O herói de mil faces*. São Paulo: Pensamento, 1997.
CHAGA, Marco Maschio. "Nossos heróis estão com medo". *Caros Amigos*, nº 92, nov. 2004.
CHAGAS, Carlos. *O Brasil sem retoque*. Rio de Janeiro: Record, 2001.
CRIPPA, Adolpho (org). *As idéias filosóficas no Brasil. Parte* I. São Paulo: Convívio, 1978.
DAMÁSIO, Antônio. *O mistério da consciência*. São Paulo: Companhia das Letras, 2000.
DEACON, Terrence W. *The symbolic species*. Nova York: W. W. Norton & Company, 1997.
DELEUZE, Giles. *Cinema 1: a imagem-movimento*. São Paulo: Brasiliense, 1985.
_____. *Cinema 2: a imagem-tempo*. São Paulo: Brasiliense, 1990.
_____. *Diálogos*. São Paulo: Escuta, 1998a.
_____. *Diferença e repetição*. São Paulo: Graal, 1998b.
_____. *Lógica do sentido*. São Paulo: Perspectiva, 1982.
DELEUZE, Giles; Guattari, Felix. *O que é filosofia*. São Paulo: 34, 1992.
DURAN, S. M. *Tecendo tramas, malhas, redes*. Trabalho de Graduação Integrada, apresentado como requisito para a obtenção do título de Bacharel em Artes Plásticas – Faculdade de Artes Plásticas – Faap-SP. 2004.
FREUD, Sigmund. *O humor*. Edição *standard* brasileira das obras

psicológicas completas de Sigmund Freud. Volume XXI. Rio de Janeiro: Imago, 1974.

_____. Totem e tabu e outros trabalhos. Edição standard brasileira das obras psicológicas completas de Sigmund Freud. Volume XIII. Rio de Janeiro: Imago, 1969.

FOUCAULT, Michael. História da sexualidade I, II e III. Rio de Janeiro: Graal, 1985.

FROMM, Erich. Grandeza e limitação do pensamento de Freud. São Paulo: Zahar, 1980.

GAIARSA, J. A. A engrenagem e a flor. 4. ed. São Paulo: Ícone, 1992.

_____. A estátua e a bailarina. São Paulo: Ícone, 1988a.

_____. A família de que se fala e a família de que se sofre. 5. ed. São Paulo: Ágora, 1986. [Nova edição – São Paulo: Ágora, 2005.]

_____. Agressão, violência e crueldade. 2. ed. São Paulo: Gente, 1993.

_____. Amores perfeitos. 10. ed. São Paulo: Gente, 1994. [Nova edição – São Paulo: Ágora, 2004.]

_____. As vozes da consciência. São Paulo: Ágora, 1989.

_____. Briga de casal. São Paulo: Gente, 1997.

_____. Como enfrentar a velhice. 4. ed. São Paulo: Ícone, 1990.

_____. Couraça muscular do caráter. 5. ed. São Paulo: Ágora, 1984a.

_____. Família e política. 3. ed. São Paulo: Ícone, 1988b.

_____. Minha querida mamãe. 10. ed. São Paulo: Gente, 1993. [Nova edição – São Paulo: Ágora, 2003.]

_____. O corpo e a terra. São Paulo: Ícone, 1991.

_____. O espelho mágico. 12. ed. São Paulo: Summus, 1984.

_____. O que é corpo. 5. ed. São Paulo: Brasiliense, 1987.

_____. O que é pênis. 3. ed. São Paulo: Brasiliense, 1988c.

_____. Organização das posições e movimentos corporais. 4. ed. São Paulo: Summus, 1984b.

_____. Poder e prazer. 5. ed. São Paulo: Ágora, 1986.

_____. Reich 1980. 3. ed. São Paulo: Ágora, 1982.

_____. *Respiração e circulação*. São Paulo: Brasiliense, 1989 (esgotado).

_____. *Respiração e inspiração*. São Paulo: Informática, s/d (esgotado).

_____. *Respiração, angústia e renascimento*. 3. ed. São Paulo: Ícone, 1994.

_____. *Sexo, Reich, e eu*. 4. ed. São Paulo: Ágora, 1985. [Nova edição – São Paulo: Ágora, 2005.]

_____. *Sobre uma escola para o novo homem*. 2. ed. São Paulo: Gente, 1994.

_____. *Tratado geral sobre fofoca*. 13. ed. São Paulo: Summus, 1978.

_____. *O ritual da comunhão*. São Paulo: Gente, 1995.

GAMBINI, Roberto; DIAS, Lucy. *Outros quinhentos. Uma conversa sobre a alma brasileira*. São Paulo: Senac, 1999.

GIANETTI, Eduardo. *Nada é tudo – Ética, economia e brasilidade*. Rio de Janeiro: Campus, 2000.

GLUSBERG, Jorge. *A arte da performance*. São Paulo: Perspectiva, 2003.

GOMES, Roberto. *A crítica da razão tupiniquim*. Curitiba: Criar, 2001.

GREINER, C.; KATZ, H. "A natureza cultural do corpo". *Revista Fronteiras*, v. 3, n. 2, p. 65-75.

GULLAR, Ferreira. *Indagações de hoje*. Rio de Janeiro: José Olímpio, 1989.

HAMILTON, Edith. *Mitologia*. São Paulo: Martins Fontes, 1992.

HARTMAN, Geoffrey. *The fateful question of culture*. Columbia, 1997.

HEGEL, G. W. F. *Fenomenologia do espírito*. Petrópolis: Vozes, 1999.

HELLER, Agnes. *O cotidiano e a história*. Rio de Janeiro: Paz e Terra, 1985.

HIGGINS, M.; RAPHAEL, C. (orgs.). *Reich fala de Freud*. Lisboa: Moraes, 1977.

JAMESON, Fredric. *Pós-modernismo. A lógica cultural do capitalismo tardio*. São Paulo: Ática, 1997.
JECIPÉ, Kaka Werá. *Tupâ Tenendé*. São Paulo: Peirópolis, 2001.
JOHNSTONE, Maxine Sheets. *The roots of thinking*. Filadélfia: Temple University Press, 1990.
JUNG, Carl G. *Memórias, sonhos e reflexões*. Rio de Janeiro: Nova Fronteira, 1991.
_____. *O homem e seus símbolos*. Rio de Janeiro: Nova Fronteira, 1991.
_____. *Sincronicidade*. Petrópolis: Vozes, 1971.
KANT, Imanuel. *A metafísica dos costumes*. São Paulo: Edipro, 1993.
_____. *Crítica da razão prática*. São Paulo: Martins Fontes, 2002.
KEHL, Maria Rita. *Sobre ética e psicanálise*. São Paulo: Companhia das Letras, 2002.
LAKOFF, George; JOHNSON, Mark. *Philosophy in the flesh. The embodied mind and its challenge to Western thought*. Nova York: Basic Books, 1999.
MARTON, Scarlett. "O eterno retorno do mesmo: tese cosmológica ou imperativo ético?" In: NOVAES, Adauto (org.). *Ética*. São Paulo: Companhia das Letras/ Secretaria Municipal de Cultura, 1992.
MARX, Karl. *O capital – Crítica da economia política*, livro 1, v. 1. 5. ed. Rio de Janeiro: Civilização Brasileira, 1980.
MARX, Karl; ENGELS, F. *A ideologia alemã* (2 vols.). 2. ed. Lisboa: Presença, 1980.
MEYER, Philippe. *O olho e o cérebro: biofilosofia da percepção visual*. São Paulo: Editora Unesp, 2002.
MILES, Jack. *Deus – Uma biografia*. São Paulo: Companhia das Letras, 1997.
MONDOLFO, Rodolfo. *Heráclito – Textos y problemas de su interpretación*. México: Siglo XXI, 1989.
_____. *O pensamento antigo*. São Paulo: Mestre Jou, 1966.

MONTAIGNE, Michel de. *Montaigne: vida e obra.* Vol. 2. São Paulo: Nova Cultural, 1996.

MORIN, Edgar. *O método. A natureza da natureza.* Portugal: Europa-América, 1997.

_____. *O método II – A vida da vida.* Portugal: Europa-América, 1980.

_____. *O paradigma perdido.* Portugal: Europa-América, 1973.

_____. *Os meus demônios.* Portugal: Europa-América, 1995.

MORRIS, Desmond. *O macaco nu.* Rio de Janeiro: Record, 1993.

MURARO, Rose Marie. *A mulher no terceiro milênio.* Rio de Janeiro: Rosa dos Tempos, 1993.

NAVES, Rodrigo. *A forma difícil – Ensaios sobre arte brasileira.* São Paulo: Ática, 1997.

NEIMAN, Susan. *O mal do pensamento moderno.* Rio de Janeiro: Difel, 2003.

NIETZSCHE, Friedrich. *A gaia ciência.* Lisboa. Guimarães, 1987.

_____. *Assim falou Zaratustra.* Lisboa: Europa-América, 1978.

_____. *A genealogia da moral.* São Paulo: Moraes, 1989.

_____. *Obras incompletas.* São Paulo: Nova Cultural, 1996 (Coleção Os Pensadores).

_____. *O anticristo.* Lisboa: Europa-América, 1977.

_____. *Origem da tragédia.* Lisboa: Guimarães, 1978.

_____. *Para além do bem e do mal.* Lisboa: Guimarães, 1982.

PAIM, Antônio. *História das idéias filosóficas no Brasil.* São Paulo: Grijalbo, 1967.

PENEDOS, Álvaro J. dos. *Introdução aos pré-socráticos.* Porto: Rés, 1984.

PIERUCCI, Antônio Flávio. *O desencantamento do mundo.* São Paulo: 34, 2003.

PINKER, Steven. *The blank slate.* Nova York: Penguin Books, 2002.

RAMACHANDRAN, V. S.; BLAKESLEE, Sandra. *Fantasmas no cérebro. Uma investigação dos mistérios da mente humana.* Rio de Janeiro: Record, 2002.

REGA, Lourenço S. *Dando um jeito no jeitinho*. São Paulo: Mundo Cristão, 2000.

RÊGO, Rubem Murilo Leão. *Sentimento do Brasil – Caio Prado Jr.: continuidades e mudanças no desenvolvimento social brasileiro*. Campinas: Editora da Unicamp, 2000.

REICH, Wilhelm. *A função do orgasmo*. São Paulo: Círculo do Livro, 1975.

_____. *Análise do caráter*. São Paulo: Martins Fontes, 1995.

_____. *O assassinato de Cristo*. São Paulo: Martins Fontes, 1995.

RIBEIRO, Darcy. *Configurações histórico-culturais dos povos americanos*. Rio de Janeiro: Civilização Brasileira, 1975.

_____. *O povo brasileiro – A formação e o sentido do Brasil*. São Paulo: Companhia das Letras, 1996.

_____. *O processo civilizatório*. São Paulo: Companhia das Letras, 2000.

RUSSELL, J. B. *O diabo*. Rio de Janeiro: Campus, 1991.

RYLE, Gilbert. *O conceito de espírito*. Lisboa: Moraes, 1970.

SACH, Ignacy; WILHEIM, Jorge; PINHEIRO, Paulo Sérgio (orgs.). *Brasil: um século de transformações*. São Paulo: Companhia das Letras, 2001.

SAES, Décio. *Classe média e sistema político no Brasil*. São Paulo: T. A. Queiroz, 1984.

SANTILLI, Márcio. *Os brasileiros e os índios*. São Paulo: Senac, 2000.

SANTOS, Alessandra S. *Palavras em cinco sentidos: Arnaldo Antunes e reinterpretações da antropofagia*. Tese. Universidade da Califórnia, Los Angeles, 2005.

SCHNITMAN, Dora F. *Novos paradigmas, cultura e subjetividade*. Porto Alegre: Artes Médicas, 1996.

SEARLE, J. *Intencionalidade*. São Paulo: Martins Fontes, 1983.

SÊNECA. *As relações humanas*. São Paulo: Landy, 2002.

SÉRGIO, Manoel. *Para uma epistemologia da motricidade humana*. Lisboa: Compendium, 1994.

SEVERINO, Antônio Joaquim. *Filosofia contemporânea no Brasil*. Petrópolis: Vozes, 2002.

SHUSTERMAN, Richard. *Vivendo a arte – O pensamento pragmatista e a estética popular*. São Paulo: 34, 1998.

SINGER, Peter. *Ética prática*. São Paulo: Martins Fontes, 1994.

SODRÉ, Muniz. *Antropológica do espelho*. Petrópolis: Vozes, 2002.

SPRENGER, James; KRAMER, Heinrich. *O martelo das feiticeiras*. Rio de Janeiro: Rosa dos Tempos, 1994.

STRINATI, Dominic. *Cultura popular, uma introdução*. São Paulo: Hedra, 1999.

TEIXEIRA, Anísio. *Mente, cérebro e cognição*. Petrópolis: Vozes, 2000.

TIGER, Lionel. *A busca do prazer*. Rio de Janeiro: Objetiva, 1993.

ULLMANN, Reinholdo Aloysio. *Estoicismo romano*. Porto Alegre: EdiPUCRS, 1996.

VASCONCELLOS, Gilberto Felisberto. *A salvação da lavoura*. São Paulo: Casa Amarela, 2002.

_____. *Biomassa: a eterna energia do futuro*. São Paulo: Senac, 2002.

_____. *Glauber Pátria Rocha Livre*. São Paulo: Senac, 2001.

VÁZQUEZ, Adolfo S. *Convite à estética*. Rio de Janeiro: Civilização Brasileira, 1999.

VELOSO, Caetano. *Verdade tropical*. São Paulo: Companhia das Letras, 1997.

VYGOTSKY, L. S. *A formação social da mente*. São Paulo: Martins Fontes, 1988.

WHITEHEAD, C. "Social mirrors and shared experiential words". In: *Journal of Consciousness Studies*, v. 8, n. 4, pp. 3-36.

WRIGHT, Robert. *O animal moral – Por que somos como somos: a nova ciência da psicologia evolucionista*. Rio de Janeiro, Campus, 1996.

leia também

O ESPELHO MÁGICO
UM FENÔMENO SOCIAL CHAMADO CORPO E ALMA
J. A. Gaiarsa
Este livro analisa o fenômeno da comunicação entre as pessoas. Mostra de maneira clara a realidade que está subentendida nos gestos, nas palavras, nos olhares. Ilustrações tiradas da pintura moderna dão reforço a esta análise, fazendo-nos ver o que geralmente deixamos passar despercebido.
REF. 10180   ISBN 85-323-0180-0

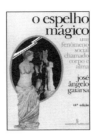

ORGANIZAÇÃO DAS POSIÇÕES E MOVIMENTOS CORPORAIS
(FUTEBOL 2001)
J. A. Gaiarsa
Este livro explica de forma acessível a complexidade de nosso aparelho locomotor. Mover-se é tão fácil que ninguém imagina a complexidade desse aparelho, que nos permite manter nosso equilíbrio e executar movimentos. O autor mostra também que esse aparelho pode ser sempre aperfeiçoado.
REF. 10088   ISBN 85-323-0088-X

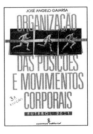

A LINGUAGEM DO MOVIMENTO CORPORAL
Lola Brikman
Através de uma abordagem humana, criativa e integrativa, Lola Brikman desenvolve seu trabalho em expressão corporal. Aqui ela demonstra a importância do conhecimento do processo individual e que, para a descoberta da linguagem corporal, é indispensável a unidade corpo-mente, enfatizando que o processo de elaboração é significativamente mais importante do que o resultado final.
REF. 10346   ISBN 85-323-0346-3

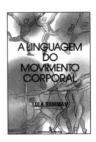

ENERGIA VITAL PELA BIOENERGÉTICA SUAVE
Eva Reich com Eszter Zornànszky
De maneira dinâmica e clara, Eva Reich mostra o desenvolvimento e a aplicação da sua Bioenergética Suave, método terapêutico para fazer fluir novamente a energia vital em regiões onde esteja bloqueada, e evitar o surgimento de novos bloqueios rígidos no corpo. A essência da Bioenergética Suave, bem como ferramentas e técnicas de aplicação, são demonstradas e explicadas detalhadamente.
REF. 10685   ISBN 85-323-0685-3

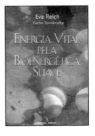

IMPRESSO NA
sumago gráfica editorial ltda
rua itauna, 789   vila maria
02111-031   são paulo   sp
telefax 11 **6955 5636**
sumago@terra.com.br